何以卓越：
世界一流医疗机构的人力资源管理实践

李朋波　主　编

武守强　江静　薛欣　副主编

北京·旅游教育出版社

责任编辑：刘彦会

图书在版编目（ＣＩＰ）数据

何以卓越：世界一流医疗机构的人力资源管理实践 ／
李朋波主编. -- 北京：旅游教育出版社，2020.9
ISBN 978-7-5637-4139-7

Ⅰ．①何… Ⅱ．①李… Ⅲ．①医疗卫生组织机构—人
力资源管理—世界 Ⅳ．①R199.1

中国版本图书馆CIP数据核字(2020)第152155号

何以卓越：世界一流医疗机构的人力资源管理实践

李朋波　主编

武守强　江　静　薛　欣　副主编

出版单位	旅游教育出版社
地　　址	北京市朝阳区定福庄南里１号
邮　　编	100024
发行电话	（010）65778403　65728372　65767462（传真）
本社网址	www.tepcb.com
E - mail	tepfx@163.com
排版单位	北京旅教文化传播有限公司
印刷单位	北京玺诚印务有限公司
经销单位	新华书店
开　　本	710毫米×1000毫米　1/16
印　　张	14.25
字　　数	162千字
版　　次	2020年9月第1版
印　　次	2020年9月第1次印刷
定　　价	79.00元

（图书如有装订差错请与发行部联系）

基金项目

本成果受国家自然科学基金青年项目（71702005）、国家自然科学基金青年项目（71802008）、北京第二外国语学院青年学术拔尖人才（团队）计划"旅游多学科交叉协同研究团队"的共同资助。

主编介绍

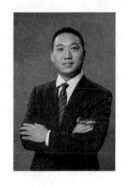

李朋波

北京第二外国语学院旅游科学学院副教授、院长助理、健康产业管理系系主任。主要研究领域包括领导力与组织行为、服务企业人力资源管理、健康服务机构管理。研究成果发表于《管理世界》《心理科学进展》《旅游学刊》等国内一流学术刊物，曾获得第六届中国软科学奖管理学专项奖（2017）、国家文化和旅游部优秀研究成果奖（2018），并多次获得"中国企业管理案例与质性研究论坛"最佳论文或提名奖。

副主编介绍

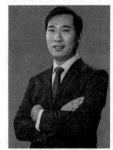

武守强

北京第二外国语学院旅游科学学院讲师、管理学博士，中国人力资源开发研究会研究中心特聘研究员。主要研究领域包括组织行为与人力资源管理、企业文化、组织合法性及话语分析等领域。科研成果发表于《经济管理》《心理学报》《中国人力资源开发》等刊物。

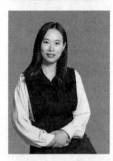

江 静

北京第二外国语学院旅游科学学院副教授，中国企联特邀研究员，清华大学博士、博士后。主要研究领域包括领导力与组织管理、服务业人力资源管理等。科研成果发表于《南开管理评论》《科研管理》International Journal of Hospitality Management、Journal of Personnel Psychology 等国内外一流学术刊物，主持 10 余项国家级、教育部、企业管理基金会项目，并作为负责人为 50 余家企业提供管理咨询服务。

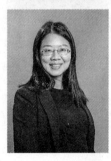

薛 欣

北京第二外国语学院旅游科学学院讲师。主要研究领域包括健康心理学、旅游心理学、认知心理学等。科研成果曾经发表于 Visual Cognition 和 Journal of Vision 等国外一流学术刊物。

前　言

医疗机构管理一直被认为是最复杂的管理领域之一，其原因是医疗机构具有极其复杂的管理情境：关乎人的健康、疾病的治疗乃至人之生死；部门繁多，任何一环出现问题都可能带来严重的医疗事故；流线繁多，流线之间的关系复杂；设备繁多，设备的顺利运转至关重要；运行的时效性要求高，时间就是生命；很多决策具有不确定性，经常需要面对不确定情况的快速决策；人员构成复杂，各类人员的汇聚场所等。这些情况决定了医疗机构的管理领域是一个需要给予充分重视和深入研究的重要领域，同时极端的情境往往能够带来研究上的重要发现，因此医疗机构也是开展管理研究的难得情境。

随着组织管理实践和研究的不断推进，对组织中的"人"及其效能发挥的重视程度也在不断提高，对医疗机构这类具有特殊性的组织而言也是如此，在以病人为中心为宗旨和以医疗质量、医疗效果为目标的绩效追求下，如何更好地开展人力资源管理并以此提升个体、团队和组织的效能，成了医疗机构管理实践和研究领域一个重要的议题。同其他类型的组织一样，人力资源及其管理是一个医疗机构能否取得卓越绩效的关键要素之一。

然而，当前医疗机构人力资源管理却面临着诸多现实挑战。例如，医疗机构工作人员作为备受社会关注的职业群体，在受到社会大众尊重的同时，类似于"过度劳动""工作压力大""工作、家庭难平衡""晋升难度高""职业怠倦""薪资水平偏低"等负面的词汇也是这个职业群体的常用标签。这些情况一方面是由于宏观环境造成的，另一方面是由于职业本身的特征带来的，同时也会涉及医疗机构的人力资源管理水平。

卓越的组织需要卓越的管理实践，卓越的管理有助于成就卓越的组织。好的管理需要能够激发组织成员及其群体的积极性、主动性和创造性，作为将组织中的"人"为直接对象的职能，好的人力资源管理更应该具备这样的特征。本书主编在围绕组织与其成员之间关系的研究中发现，要想真正激发组织成员群体的活力，在本质上需要实现组织目标与成员个体目标之间的融合，即组织管理应兼顾组织和员工的需要，找到它们的契合点，"目标融合"的原则要求组织需要创造条件使组织成员达成自身的目标，同时努力追求组织成功。对医疗机构管理而言也是如此，我们发现能够带来卓越绩效的人力资源管理实践，均体现着"目标融合"的原则，或者说以该原则为出发点来构建相应的管理模式。

在把握人力资源管理一些基本原则的基础上，在操作层面，我们还需要掌握行之有效的具体模式和方法。在我们近些年来围绕组织与人力资源管理实践的案例追踪和研究中能够发现，卓越组织的人力资源管理实践具有重要的学习和借鉴价值，尤其是那些具有行业代表性的知名机构，其行之有效且成体系的管理模式具有更高的价值。在对医疗机构人力资源管理的案例写作方面，目前却非常欠缺，无法满足与该主题相关的实践、研究和教学开展，急需选择一批卓越的医疗机构并围绕其人力资源管理实践开展案例写作及研究。

基于以上背景，加之编者团队在开展健康产业管理专业领域教育教学、人才培养、科学研究和社会服务过程中的现实需要，我们开展了国内外一流医疗机构人力资源管理实践的案例写作工作。在众多的医疗机构案例中，按照开展案例研究的标准，我们依据以下原则确定了最终的案例：一是其人力资源管理实践的有效性是受到公认的，这也是选择案例的首要原则；二是案例具有行业代表性并具有较高的知名度，这能够保证所选择案例的实践更有可能成为其他机构学习或借鉴的标杆；三是所选择的案例是经典的，这既能保证案例机构是持续卓越的，也能让我们获得足够的资料和素材；四是注重了案例机构所在的国家或地区，这是为了更好地展示不同文化背景和不同医疗体制背景下的医疗机构人力资源管理实践。

按照以上四个原则，我们选择了以下 10 个医疗机构的人力资源管理实践案例，包括：梅奥诊所（Mayo Clinic）、加州大学洛杉矶分校医疗中心（UCLA Health）、克利夫兰诊所（Cleveland Clinic）、麻省总医院（Massachusetts General Hospital）、新加坡中央医院（Singapore General Hospital）、日本顺天堂医院（Juntendo University Hospital）、中国台湾长庚医院（Chang Gung Memorial Hospital）、北京协和医院（Peking Union Medical College Hospital）、四川大学华西医院（West China Hospital，Sichuan University）、香港大学深圳医院（Shenzhen Hospital of University of Hong Kong）。在具体写作这些案例时，我们根据它们在人力资源管理模式方面的特点尤其是创新性，在具体内容上有所侧重，同时在对各自人力资源管理内容进行全面总结归纳的基础上，也对案例实践的特点进行了提炼，最后还进行了一些理论层面的解读。相信这样全面、系统和有一定深度的案例写作，能够更好地为医疗机构人力资源管理的实践和研究贡献有价值的知识。

本书的完成得益于案例写作团队的共同努力，这个团队除主编本人之外，还包括担任本书副主编的武守强博士、江静副教授和薛欣博士，主编和副主编成员均为北京第二外国语学院旅游科学学院健康产业管理系的专任教师；参与案例写作的还包括多名北京第二外国语学院旅游科学学院的硕士研究生，他们是靳秀娟、陈阳、邓素葭、胡泽扬、翁怡圆、黄艳艳、曹瑷珂、陈心怡 8 位同学，大部分同学是健康产业管理系的硕士研究生；在文稿汇总、校审等环节，硕士研究生周莹同学付出了许多努力、做了大量细致的工作；同时，本书在写作过程中，还得到了北京第二外国语学院旅游科学学院谷慧敏教授、秦宇教授、张超教授等健康产业管理系创立者们的大力支持，以及健康产业管理系王俞博士、雷铭副教授、朱志胜副教授等同事们的关心和鼓励，在此一并对他们给予的关怀和帮助表示衷心感谢！

本书从内容上看，对国内医疗机构的人力资源管理，以及与此相关的组织管理、企业文化、员工激励、领导力开发等实践具有借鉴和参考价值；同时对医疗机构的组织与人力资源管理的研究也具有基础性的作用，可以作为未来进一步开展研究的资料和素材；最后对于医院管理、医疗机构服务运营、服务机构人力资源管理等相关课程的教学而言，本书也对案例教学的开展具有积极的价值。

最后，由于时间仓促，本书难免有一些不足及瑕疵，敬请读者们不吝赐教、批评指正，也期待医疗机构管理的实践者和研究者们一道努力，为推动我国医疗机构管理的水平提升和持续发展贡献力量！

李朋波

2020 年 7 月于北京第二外国语学院知行楼

目　录

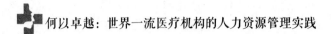

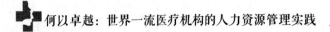

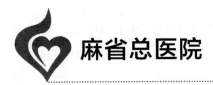 麻省总医院

一、麻省总医院基本概况

（一）历史与发展

麻省总医院（Massachusetts General Hospital，MGH）建立于 1811 年，位于美国波士顿，它是美国哈佛大学医学院最早、最大规模的教学附属医院，也是全美历史最悠久的三所医院之一。麻省总医院的创始人是约翰·柯林斯·沃伦（John Collins Warren）和詹姆斯·杰克逊（James Jackson），其建立的主要目的是为穷人服务，解决穷人的就医问题。在创立之初，由于需求大量的劳动力，医院曾与当地政府合作，调用当地监狱的犯人参与医院的修建，也切合了当地政府倡导的为穷人服务的理念。

麻省总医院在医学史上缔造过诸多光辉璀璨的成就，其中最为人称道的是：1846 年，向全世界率先公开演示麻醉手术。为了纪念这一历史性的事件，2001 年，麻省总医院还邀请著名意大利画家露西亚·布鲁斯派瑞（Lucia Prosperi）绘制了一幅油画，真实还原了当时的场景。

麻省总医院发展至今，已经成为全球公认的权威医院，其在治疗癌症、消化系统疾病、血管内科、心脏病和移植等医疗领域享誉全球，成为世界各地医院学习先进医院管理的范本。如今，麻省总医院的使命是以患者及其家属的需求为导向，旨在安全、富有同情心的环境中提供最好的医疗服务；通过创新研究和教育推进的关怀；改善其服务范畴内的多元社区的健康和福祉。其中蕴含的人文关怀延续并深化了其创立之初的"为病人服务、无论其社会经济地位如

何"的理念。

（二）奖项与荣誉

在 2017 年《美国新闻与世界报道》（U.S. News & World Report）公布的 2018—2019 美国最佳医院排行榜（含医院综合排名与 16 个专科的排名）中，麻省总医院位居美国最佳医院综合排名第 4。而在此之前，麻省总医院也一直位列美国最佳医院综合排名 TOP5。

除此之外，麻省总医院还曾被评选为"美国护士认证中心磁性医院"（"磁性"是全美护理评判的最高标准），并曾获得"美国医院协会（AHA）护理公平奖""美国医学院协会（AAMC）学习健康系统挑战奖""波士顿商业杂志最受尊敬的医疗保健公司"等奖项。

这些奖项不仅是对麻省总医院专业实力的认可，也是对其关爱患者的人文情怀的表彰。此外，在医院组织管理、医疗管理、护理管理以及医患关系管理等许多方面的先进经验也值得其他的医院学习与借鉴。

（三）优势与特色

1. 世界一流的患者护理

麻省总医院的患者可以访问庞大的医生网络，大部分医生都是哈佛医学院的教师，其中很多医生都是各自领域的领导者。此外，麻省总医院建立了众多的多学科护理团队，护理团队联合医院的专家团队，为患者提供全面且先进的医疗服务。

2. 智囊云集的科研基地

麻省总医院拥有众多创新型的高智商人才，并在每年投入大量经费用于医院科研项目。目前，麻省总医院拥有美国最大的医院科研项目，医院的科研项目年度研究预算超过 9.12 亿美元，涵盖整个医院的 30 多个临床科室和中心。自 2016 年 3 月至 2017 年 2 月，麻省总医院已在高影响力的期刊上发表了众多文章，并因此在医疗保健机构自然指数排行榜中名列第一。这些研究发现推动了基础和临床研究的发展与创新，为当地和全球的患者提供了新的和更好的治疗方法。

3. 教育行业中的领先者

麻省总医院不仅是哈佛医学院的最早的教学附属医院，也是其教学附属医院中规模最大的，所有的医务人员同时也是教职员工，这也保证了其教学过程能够与实践紧密结合。麻省总医院致力于培养和指导下一代科学和医学领域的优秀国际化人才，同时借助这些杰出人才为医院的发展与管理不断注入新鲜血液。

4. 全球化的社区服务

麻省总医院一直致力于与世界各地的社区开展合作，不断改善医疗服务，并提高在这些社区生活和工作的人们的健康和福祉。2015 年，麻省总医院获得 Foster G. McGaw 社区服务卓越奖，体现了对其社区服务贡献的认可与表彰。

二、麻省总医院人力资源管理实践

除了在行业内拥有良好的口碑、很高的病人满意度之外，麻省总医院的员工对医院的满意度也很高，而这主要得益于其完善的人力资源管理制度。值得一提的是，它是美国唯一一家没有工会组织的医院，这从侧面印证了员工对医院的满意度很高，不需要借助工会就薪酬福利的问题与医院谈判。不仅如此，麻省总医院还曾被 Diversity .Inc 评选为排名前十的多元化医疗系统，并被誉为"现代医疗行业中的最佳工作场所"。

本章将着重介绍其在人力资源管理方面的各项具体内容，以期从中汲取成功之道和能够为中国医院人力资源管理借鉴的地方。

（一）麻省总医院的组织与科室架构

1. 麻省总医院的顶层组织架构

麻省总医院作为大型教学医院，与"麻省总医院医生组织"之间属于合作联盟关系。而隶属于"麻省总医院医生组织"的医生大都来自哈佛医学院，并仅为麻省总医院提供医疗支持与服务。与此同时，"麻省总医院医生组织"作为独立的机构进行管理与运营，该机构的主要职责包括医务人员的任免以及相关规章制度的制定与修改。此外，"麻省总医院医生组织"内的领导者被称为

"医院领袖"，由组织内的医生遴选出来，经由院长和其他高层管理者评估后任命。医院领袖协同院长共同管理医院的医生，可以充分聆听并及时反馈医生群体的诉求，使高层的战略和人事决策更加人性化、科学化和合理化。这种组织架构的设计也有利于医院统一把控医疗服务的质量，使医疗服务管理更加专业化和规范化。

2. 麻省总医院的科室架构

麻省总医院的各科室都设有科主任和行政主任，二者各司其职。科主任主要负责学术方面的工作，而行政主任则主要负责统筹科室的财务、人事、运营及战略等相关的行政事务。明确的分工减少了科主任的负担，使其能潜心投入到科研工作中。此外，此举还使得医院的行政效率得到了大大的提高。因为医院聘请的各科室行政主任大多是名校管理学专业出身，拥有丰富的实践经验，能够使管理更加专业化。行政管理与科研领导相分离的做法对中国的医院科室架构设计有一定的借鉴意义。

麻省总医院的科室之间不仅分工明确，而且相互间合作密切、衔接高效，这得益于医院先进的医院信息系统与影像归档和通信系统；在地理空间上，医院影像科的检查部门与诊断部门是完全分开的，使得患者并不需要在看病过程中辗转奔波于各科室。按照流程，患者可事先通过网络或电话等进行预约，在规定的时间前往麻省总医院影像中心接受检查。医院根据不同的科室在不同的区域布局相应的专业设备，患者可根据需求直接奔赴检查处。待患者检查完毕后，相关的影像信息会由影像中心传送至医生工作站，经专科医生诊断并签发电子报告，然后进入到电子病案系统。与此同时，申请的医生也会接收到反馈的电子报告。这样的流程不仅省去了患者往返于两地时的麻烦，为患者提供了方便，也有效提高了医院的运营效率。电子诊断报告不仅能节约资源，也使得患者的过往病史和诊疗记录能够被清晰明了地记录下来，便于查找和追踪。

（二）麻省总医院的组织文化与领导力

以人为本的理念是麻省总医院组织文化的核心。追溯历史至创立之初，麻省总医院早期的发展理念便是"为穷人服务"，这种无论身份地位、以医术普济天下寒士的理念在麻省总医院发展历程中一直得以延续下来，成为医院文化中的精髓。

麻省总医院的使命是：一切以病人为中心，将为病人提供最好的服务视为己任，并致力于科研教学、不断改进医疗水平，进一步凸显了以人为本、普济众生的人文情怀。此外，使命的内容中也强调了以科研教育促进医学进步的思想，这一理念也被广泛体现在麻省总医院的各项科研实践之中。目前，麻省总医院是美国最大的研究型医院，并主导着全美最大规模的医学项目。对科研的重视也使得其成为培养诺贝尔奖获得者最多的医院，至今已有11位诺贝尔学奖获得者曾供职于麻省总医院或在医院有过研习经历。

秉承"视员工为医院最大的资产"的理念，麻省总医院也努力致力于为员工营造更好的工作环境。医院一直贯彻实行员工帮助计划（EAP），这个项目注重保护员工个人隐私，旨在帮助员工平衡工作与生活的关系，当员工家庭有困难，或是与同事相处不融洽，抑或是工作压力大时，员工可以致电项目组办公室，项目组办公室会积极帮助员工寻找解决方案，例如通过寻找心理咨询师等来帮助员工舒缓工作压力。

除了以人为本外，麻省总医院的组织文化还着重强调了团队合作的重要性。医院的信条中提到"要想实现卓越绩效，就必须注重团队的沟通与协作"。良好的医护团队合作关系也是麻省总医院提供高质量服务的保障。医护关系主要被分为同事、合作者、师生、友好的陌生人、敌对关系5种类型。在麻省总医院的组织文化中，医护双方的关系首先是平等的，无高低贵贱之分，二者分别在不同的领域拥有专业的知识和技术水平，是互补的关系。因而，麻省总医院的医护关系更适合被归类为同事和合作者。虽然在医疗过程中，医护之间的关系可能会因流程出现主从关系的更迭，但这并不是对上述关系的否定。相反地，"一切以病人为中心"的核心理念要求医护双方站在"统一战线"上，通过充分沟通更好地开展协作，为患者提供高质量的服务。在和谐的医护关系下，医护双方都拥有强烈的职业自豪感，医院的团队协作能力也一直维持在高水平。

除了医护人员以外，麻省总医院还将患者及其家属列入团队成员中，通过换位思考，从患者及其家属的角度来理解和解决问题。其中，医院遵循的 ICE 原则（Idea、Concern、Expectation）就是代表患者及其家属利益的集中体现，提醒医护人员关注患者以及家属的想法、担忧与期望。

麻省总医院同样以管理者卓越的领导力而闻名。麻省总医院的员工普遍认为：员工的直属上级领导会对员工的工作绩效和幸福感产生至关重要的影响。因此，医院文化中强调上级领导要关爱并尊重每一位员工，保证他们能够受到公正合理的待遇。此外，医院对领导者的能力也有严格的要求。一位优秀的领导者，其各方面的工作能力必然是要让人信服的。为此，麻省总医院针对管理者的能力提升设置了类型丰富的培训课程，并附有相应的考核标准及流程，便于观察和了解培训效果，从而提供相应的改进措施。

（三）麻省总医院对多元化承诺的实践

麻省总医院实施长期多元化计划也是医院的特色之一，体现了医院平等、包容的组织氛围。医院的目标是让每位员工都融入组织中，感知到他们自身的价值，并鼓励他们砥砺奋进、挖掘自身潜力，努力实现自身价值。

为了实践多元化的承诺，医院设置了多元化组织来推进长期多元化计划的实施，这些组织主要包括多元化委员会、多元化和包容性中心、多元文化合作伙伴协会以及女性员工职业发展办公室等。多元化委员会（Diversity Committee）主要为组织制定整体的多样性目标及其重点，并负责监督计划和关键举措的实施；多元化和包容性中心（Center for Diversity and Inclusion, CDI）主要致力于将越来越多的医学专业学生和受训者培养成为未来的教师领导者，并提升医疗从业人员的职业能力和文化水平；此外，多元文化合作伙伴协会（Association of Multicultural Members of Partners, AMMP）和女性员工职业发展办公室（Office for Women's Careers）也是多元化计划中的重要组成部分，前者是一个员工资源小组，致力于招聘、留住和发展多元文化人才担任管理层职务，后者则致力于促进女性员工担任领导和教职员工以及留住女性人才。

除了成立多元化组织外，麻省总医院的多元化实践还包括下述几个方面：

首先，医院设立了残疾人理事会（Council on Disabilities Awareness）和差异化解决方案中心（Disparities Solutions Center），以保障员工和患者拥有平等地访问资源的权利。前者主要为身体上有残疾的患者、患者家属以及员工提供服务，后者则致力于制订切实可行的战略，以消除医疗保健系统中因种族差异而造成的不平等。此外，医院的医疗口译服务可为患者、患者家人和员工提供包括美国手语在内的超过 55 种语言的口语和书面语言服务，并且医院社区的所有成员都可以享受跨文化教育。

其次，麻省总医院尊重不同文化背景的员工，鼓励和认可员工的多元化实践。医院赞助员工举办文化和宗教传统庆祝活动，具体包括：开斋节，排灯节和光明节等。此外，为表彰员工为多元化做出的贡献，医院设有各类专门的奖项，例如残疾人冠军奖、埃内斯托·冈萨雷斯奖等。其中，残疾人冠军奖（Disability Champion Award）每年由残疾员工资源组颁发，主要颁发给那些致力于为残疾人等特殊群体提供更加便捷服务的员工；埃内斯托·冈萨雷斯奖（Ernesto Gonzalez Award）则每年颁发给那些为改善拉丁裔患者、家庭、访客和社区员工的体验而做出了重大贡献的员工。在每年的年度合作伙伴卓越奖颁奖典礼上，都会有数百名尽职尽责地致力于多元化的员工获得其经理和同行的认可。

最后，麻省总医院还将多元化承诺扩展到了社区之中。医院不仅与当地许多社区组织建立了持续的合作伙伴关系，还鼓励员工积极参与到与社区合作的多元化项目中去。例如，麻省总医院与当地东波士顿高中和健康职业学院合作实施了大众青年学者计划（Mass General Youth Scholars Program），该项目主要向波士顿的学生介绍医疗保健领域中具有挑战性和有益的职业；麻省总医院的员工也积极参与 YMCA 大波士顿成就计划（YMCA Achievers of Greater Boston Program），该项目旨在为城市青少年提供更多参与实践学习的机会，强调了大学阶段知识与实践积累的重要性，鼓励项目成员探索感兴趣的职业并注重培养自身的领导力。

（四）麻省总医院员工职业发展规划

麻省总医院非常重视员工的职业生涯发展规划，为此，医院设立了职业发展中心。职业发展中心由三个分部门构成，分别负责处理与临床医务人员、科研人员及女性员工职业发展相关的事务。这些分部门的主要工作内容包括提供相关的日常培训、落实年度职业发展会议制度和随时与各部门保持密切联系。在每年年底，部门的直接上级会同员工展开深入沟通，来了解员工的个人发展期望与成长目标，并就部门的发展目标与之展开讨论，探寻二者之间的共通之处。在充分交流的基础上，双方会进一步商讨下一年度的发展规划并对整个职业生涯发展的规划做出调整和补充。待确定短期目标与长期目标后，职业发展中心还会根据员工的需求为其提供指导和各方面的帮助，例如为员工提供培训课程和其他学习资源。这一做法将员工个人的成长与医院的发展结合起来，二者相互促进、共同发展，形成了良性的循环运作机制。

（五）麻省总医院的员工培训与教育

麻省总医院十分注重对员工的培训。本着对患者负责的原则，医院始终坚持贯彻"任何工作人员未经培训合格不得上岗"的理念，不仅高度重视对高层管理者领导力的培训，而且对医生、护士等人员的各项培训也有严格的要求与考核标准。

首先，麻省总医院非常重视对管理者领导力的培训。麻省总医院对职能部门工作人员的管理采取的是通才模式，即每个科室所有与人力资源相关的事务均由一名管理人员（Generalist）统一负责。这样一来，避免了多个领导所造成的员工角色模糊、工作效率低下等问题。当然，这种通才模式下，医院对于管理人才的素质有很高的要求，要求管理人员能够胜任与人力资源相关的各项工作。为此，麻省总医院不仅在官网上开通了网上申请来吸引高素质的管理人才，而且将领导力模型划分成32个模块并安排管理者进行相关模块的培训。不仅如此，员工也会参与对管理者领导能力的考核与评估，该年度员工的离职率、满意度等指标会影响到管理者的绩效考核成绩。

麻省总医院的管理实习生项目也很有特色。医院的管理实习生项目开设至今已有 40 多年的历史。管理实习生通常会接受两年的培训，培训项目的内容主要涉及医院行政管理的相关事务，旨在培养高素质的医院管理人才。实习生会被分配到医院不同的部门开展实习，包括人力资源部、财务部、住院门诊部、医疗服务部等。管理实习生在两年内通常会轮转至多个部门实习，在某一部门的实习时间最长可达半年，最短为一个多月。管理实习生也可以参与到轮转计划的制订过程中，发表个人的观点与建议。在培训过程中，管理实习生可加入医院高级运营团队学习与实践，并有机会参加各种高层次的地方或全国性会议。此外，医院也会组织管理实习生参与到各种交流互动活动中，例如邀请他们参加社交晚宴、分享学习经验、交流医疗相关话题。

此外，麻省总医院对医生、护士等医务人员的培训方式也值得其他医院借鉴。培训内容不仅包括相关的医学知识及技能的学习与实践，还涉及服务礼仪、沟通技巧、团队协作等社交层面的内容。

1. 麻省总医院的住院医师培训制度

麻省总医院有一套相对成熟的住院医师培训体系。医院的住院医师培训讲求务实原则，在住院医师培训手册中有对住院医师的职责、考评等内容的详细介绍，方便住院医师落实的同时，也确保了相关考评能更加公平公正。此外，住院医师在选择培训职位时，可根据自身的意愿提交申请，待面试通过后方能按照培训计划接受培训。

麻省总医院对住院医师的培养目标是：让接受培训的每一位住院医师将来都能成为独当一面的主治医师。为此，医院的住院医师培训管理部门制定了一系列政策，其内容涵盖了对培训计划的最初认定、住院医师培训过程记录、住院医师技能水平考核等。负责培训计划的主任会监控并指导各位住院医师的临床实践，以确保培训质量维持在较高水平。住院医师的培训时间根据专业的不同而不同，但大部分住院医师接受培训的时长不低于 3 年，也有的则长达 7~8 年。

麻省总医院的住院医师培训强调临床思维的培养。通常，在早上 9 点，主治医师会偕同其他不同年资的住院医师进行查房。在查房时，年资较低的住院医师主要负责汇报病例情况，由年资较高的医师进行点评，在此基础上，主治医师会对病情进行进一步分析，并分别征询低年资和高年资的住院医师的意见，最后做出总结与最终判断。这种培养模式下，不同年资的住院医师能够充分互动交流、取长补短。同时，低年资的住院医师能借此机会主动学习高年资住院医师的临床经验，锻炼自身的临床思维，不断提升临床实践能力。

麻省总医院的住院医师的日常生活十分忙碌而充实。除了完成日常工作外，住院医师们还有各自的学习计划与学习目标。住院医师培训的内容涉及的范围较广，一般不会过早地进入到专科化，因而他们需要学习多方面的知识和技能。住院医师们每周有固定的查房时间（一般为每周2次总查房），也有固定的课程和上课时间，授课的形式主要是讲座和课堂讨论。除此之外，各专业还会定期举办论文研讨会，由多名住院医师汇报论文并同他人进行研讨，指导老师也会针对论文内容提出相关建议。每天中午12点以后，医院还会安排高年资的住院医师进行约1小时的讲座。在讲座中，演讲者会从近期研究进展、临床实践心得、临床基础知识等方面展开，与到场者进行互动交流。

住院医师培训有严格的考核制度，最终的考核成绩由平时的考核成绩与出科考试成绩共同构成。其中，平时考核的内容不仅包括对专业知识技能的掌握程度，还涉及患者关系、团队协作能力等人际沟通层面的内容。出科考试则是由考核委员会出题，每次接受考核的住院医师往往仅有2~3人。

此外，麻省总医院长久以来一直致力于培养医师的科研能力。医院总共约有10万平方米的科研空间，医院对科研的经费资助款额甚高，常年位居全美医院榜首。其中，医院尤为重视临床科研，除了专职的科研人员外，医院还拥有庞大的临床科研队伍，他们既从事临床工作，也深潜于科研领域。接受培训的医师拥有诸多科研机会，他们可以与临床或实验室的研究人员开展合作，以此来锻炼自身的医学科研思维，也可以参加各个实验室定期举办的学术交流会议，探讨研究领域的热点话题，通过交流相互促进。除此之外，为了促进受训医师的全面发展，医院还为受训医师设置了不同主题的培训项目，所有受训的专科医师皆可免费参加。这些培训项目的主题涉及范围较广，除了相关医学领域的研究课题外，还包括了职业生涯规划、学术文献查阅等。在培训过程中，课堂讨论和展示是培训的重要形式之一，师生互动有利于激发受训者的创造性思维，也更有利于构筑平等、和谐的师生关系。

总的来说，麻省总医院的住院医师培训制度具有实用性和规范化的特征。医院每年会针对住院医师的工作能力、学习态度、综合考评成绩等进行聘用，也有权解雇一些达不到考核要求的住院医师。医院不仅注重培养医师的临床工作能力，也十分重视锻炼医师的科研创新能力。在激烈的竞争环境下，住院医师们必须通过不断学习来提升自己，因而完善的住院医师培训制度客观上也推动了医院的研发与创新。

2. 麻省总医院的护理培训制度

麻省总医院设有专门的护理教育中心，始建于 1998 年，于 2007 年更名为 Norman Knight 教育中心，护理教育中心聘有近 20 名专职人员，主要负责全院内护士的学习培训工作。

麻省总医院设有周全到位的护士岗前培训。护理部每月都会对新入职的护士进行为期 6 天的培训，培训时间主要集中在入职的前 4 周。培训课程的内容涉及范围较广，主要涉及医院文化、护理安全、护患沟通技巧、文书写作、药物管理等各个层面，既有理论层面的护理知识，也有实践层面的操作演练。课堂教学形式丰富多样，鼓励护士积极参与讨论互动，并借助游戏、模拟演练、体验感知等形式来吸引护士投入到培训过程中去。由于护士经常会接触和服务病患，拥有共情能力就显得尤为重要，因此，培训师在培训时会邀请护士亲身感受患者的体验。例如，请护士试吃患者午餐，体验其他护士为其服务，最后通过参与者描述自身感触来发现问题，共同探讨解决方案。

临床部门的岗前培训时长则通常为 12 周（除 ICU 外），新护士会得到一本由各自部门下发的岗前培训手册。手册内包括部门简介、岗位职责、常见问题等内容的详细说明，能够帮助护士快速有效地学习并投入到工作中去。

除了岗前培训外，模拟教学也是麻省总医院护理培训制度的重要组成部分。麻省总医院将模拟教学作为护理培训的重要手段，护理教育中心会按照部门分类的不同向护士提供相对应的模拟教学项目。而这些模拟教学项目则会由2名表现突出、教学经验丰富的专科护士专项负责。在培训中，护士会进入到不同的模拟场景，在专科护士介绍完毕患者的情况后，接受培训的护士要针对问题做出分析，为患者答疑解惑，并进一步采取措施。而他们的一系列行为也会被摄像机记录下，以便以后专科护士根据回放视频对其行为进行点评，并指出其中存在的不足。这种模拟教学的方式不仅有利于调动新护士的积极性和主动性，而且有利于及时发现新护士在执行各类实践操作时存在的问题，从而对其提出有针对性的指导意见。此外，医院还积极鼓励与支持护士参与国际性的学术交流活动，通过交流学习来进一步提升专业能力和科研水平。

除了上述培训制度外，麻省总医院还鼓励所有员工到其感兴趣的部门委员会任职，参与医院组织的各种社区外展和志愿者计划。这些其他培训和学习机会主要包括：

①大学招聘会：这是医院一年一度的现场活动，主要为员工寻找当地院校的项目提供一站式服务。

②人力资源部提供的培训课程：经由经理批准，麻省总医院的员工可以参加免费的培训课程，这些培训课程旨在帮助员工提高在项目管理、商务写作、冲突沟通、人际关系有效性、时间管理等方面的技能。这些课程通常于每年的春秋两季在 Mass General Campus 上开设，通常会开设 10~12 门课程。除此之外，人力资源还会不定期地安排员工参加各种与培训相关的会议，尽可能地为员工创造更多的学习机会。

③医学术语课程：医院旨在通过开设该课程来帮助非临床员工更好地理解医院使用的医学术语。

④领导力学会：这是医院为了高层管理者的继续教育与培训而专门开设的项目，用以帮助高层管理者更好地平衡理论与实践应用。

⑤ESOL 课程：这是一门现场教学课程，旨在帮助母语不是英语的员工提高沟通技巧，并促进持续学习。为此，医院提供了从初级到高级 6 个级别共10 个班级。

⑥ "成功的步骤"研讨会：旨在帮助学习者制订目标、实施教育或培训计划的研讨会。

为了激励员工积极学习新的专业知识与技能，医院还设置了各类奖学金和助学金，来帮助减缓员工的经济负担。具体的奖助学金主要有：

①支持服务员工补助金：医院为符合条件的支持服务员工提供高达 1500 美元的前期财务补助，来帮助他们提高教育、临床、技术、服务或管理技能。

②合作伙伴多元文化成员协会提供的奖学金：该协会的成员有资格获得奖学金计划，受到资助继续进修。

③学费援助计划：符合条件的雇员可获得每年最高 2000 美元的学费报销，用于与其职业角色相关的课程。

（六）麻省总医院的员工福利管理

麻省总医院的员工享有优厚的福利待遇，这源于医院完善的员工福利管理制度。员工享有的福利主要包括：医疗保健、退休福利、工作 / 生活福利等。目前，麻省总医院是美国唯一一家没有工会组织的医院，这也印证了员工对医院薪酬福利制度的高满意度。

1. 员工的医疗保健福利和退休福利

麻省总医院为员工提供全面的医疗保健福利和退休福利，旨在满足每位员工的个性化选择和特定需求。满足以下条件的员工均有资格享有医疗保健福利和退休福利：

（1）按周领薪、每周工作至少 20 小时的正式员工。

（2）仅在周末工作的员工。

（3）按月领薪的各级管理人员和教职员工。

麻省总医院为员工提供的医疗保健福利不仅供员工自身享有，员工的配偶、子女等家庭成员也能够享受到。医疗保健福利的具体内容主要包括医药品福利、牙科保健计划、视力保健计划、长期伤残保险、基本的团体人寿保险、自选团体人寿保险、意外死亡和断肢险等。

退休计划为员工在退休后能维持正常生活水平提供稳定的支持。此外，完

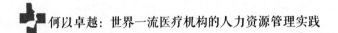

善的年金计划税收优惠政策和退休人员医疗计划也较好地保障了退休员工的利益。

2. 员工的工作/生活福利

麻省总医院向员工提供各种福利、便利与资源，以支持健康的工作/生活平衡，让员工感受到家一般的温暖。

首先，麻省总医院有较合理的员工休假制度。医院根据员工的工作年限和标准工作时长累积休假时长。休假制度适用于病假、年休假、个人事假等；一个全职员工每年最多可获得 29 天的假期；兼职的员工同样按照相应的比率享有休假的权利；对管理者来说，休假制度并不是非"取"即"舍"的，未使用的休假时长可以一直累计下去或被兑换成一定的报酬补偿；员工参加工作满 5年以上，其累计休假时长会逐渐按规定的比率增加。

除此之外，为帮助员工建立健康的工作/生活平衡机制，医院还向员工提供以下工作/生活福利：

①健身中心：医院设有健身中心，加入健身中心的员工能享受到折扣优惠。

②员工健康项目活动：医院推出"营养餐计划""健康计划"等项目活动，旨在帮助员工改善健康状况。

③儿童保育中心和紧急备用儿童保育中心：主要为员工和患者提供儿童保育服务。

④消费折扣：医院设有一系列的配套服务设施，员工在其中消费时可享受系列优惠待遇。

⑤宠物保险：员工可以选择为他们的宠物购买保险服务。

⑥交通补贴：每周工作 20 小时或以上的员工有资格获得公共交通补贴。

⑦员工帮助计划（EAP）：通过员工帮助计划，员工可获得免费、保密的咨询来解决工作/生活平衡问题、家庭问题、个人烦恼等。

三、特色提炼与分析

根据上述人力资源管理的各项具体内容，笔者总结了麻省总医院在人力资源管理方面的特色与亮点，并将其概括为以下七个部分：

（一）科学的组织架构

科学合理的顶层组织架构是麻省总医院得以高效运转的重要保障。组织架构就像是医院的骨架，麻省总医院在管理医生时采用了独立的医生组织，建立起排他性的合作关系的形式，这一做法不仅使得医院与医生组织之间的权责划分更加明确，还便于对医生的管理，增强医疗服务的规范性。医生也可以通过医生组织提出诉求，保护自身的权益。强大的医生组织在组织文化建设、技术创新等领域均有建树，既提高了医院的综合效益，从长远来看，还能推动整个行业的发展。

麻省总医院的科室架构设计对其他医院来说也有一定的借鉴意义。科主任和行政主任各司其职，科主任负责建设学术梯队、把握学科发展方向，行政主任则负责管理医疗、科研、教学等各项工作。除此之外，借助先进的信息系统，各科室之间紧密衔接、通力合作，不仅为患者带来了便捷、提高了服务质量，也大大提高了科室整体的运营效率。

（二）以人为本、注重团队合作的组织文化

自创立之初开始，"以人为本"的理念一直贯穿于医院的发展历程之中。医院不仅关注患者的感受与需求，也始终将员工当作医院最重要的资本。"以人为本"的核心思想可以体现在医院人力资源管理举措的方方面面。例如，医院关注员工的个人成长与职业生涯规划，并设立了职业发展中心来指导员工设计职业发展规划；同时，医院关注员工的身心健康，员工帮助计划（EAP）旨在帮助员工舒缓工作与生活中各种压力，更好地平衡工作与生活的关系。

此外，团队精神也始终是麻省总医院组织文化建设的重点。以医护团队的合作为例，众所周知，平等的医护关系是建立和谐的医护关系的基础。在麻省总医院的组织文化中，医护双方的关系是平等的，二者各有所长，又互为补

充。医护双方在各自履行自身职责的基础上，相互尊重、真诚合作，使得医院的服务质量与患者的满意度常年维持在高水平，和谐的医护关系也成为医院事业不断发展的重要保障。

（三）人生而平等：对多元化承诺的实践

麻省总医院对多元化承诺的实践充分体现了医院尊重员工、平等地对待每一位员工的价值观念。一方面，为保障所有员工享有平等的权利，医院长期以多元化计划作为多元化实践的纲要，通过成立多元化组织来策划和监督各种多元化项目的实施；另一方面，医院尊重来自不同文化背景的员工，不仅支持不同族裔和宗教信仰的员工开展多元文化活动，还通过表彰支持多元化实践的优秀员工，鼓励全医院上下共同践行多元化承诺。除了上述医院内部实践外，麻省总医院还将多元化实践扩展到当地以及全球的社区中，通过与各地社区组织建立合作关系，来促进世界各地消除不平等现象，推动多元化和共同发展。

（四）关注员工个人成长与职业发展

麻省总医院十分重视员工的个人成长与职业发展，不仅设立了员工职业发展中心，还投入了大量资源用于员工的教育与培训。职业发展中心为员工个人职业生涯规划提供指导和资源支持的同时，也将个人发展目标同医院整体发展目标紧密联系到一起，助力员工个人成长的同时，也促进了医院的整体发展；此外，医院对医生、护士、管理实习生等人员均有完善的培训制度及严格的考核流程与标准。为了促进员工的全面发展，员工培训的内容既包括相对应的知识技能培训，也涉及了人际沟通与合作技能培训。值得一提的是，麻省总医院颇为关注对员工科研能力的培养。为锻炼员工的科研能力，医院投入了大量经费用于资助科研培训项目，鼓励受训人员参与临床或实验室的科研项目，师从经验丰富的研究人员，在实践中不断锻炼科研思维。

（五）"磁性医院"的魅力：卓越的护理人力资源管理

麻省总医院素以优质的护理服务闻名于世，其卓越的护理人力资源管理也成为医院管理中公认的典范。早在2003年，麻省总医院就被美国护士资格认证中心（ANCC）认证为"磁性医院"。作为"磁性医院"，麻省总医院拥有高质量的护理团队，能够提供优质的护理服务，且护士的离职率低。医院之所以能够吸引并留住高素质的人才，不仅得益于其完善的护理管理制度，还有赖于其在日常管理的方方面面折射出的对员工的人文关怀。合理的护患比、弹性的护理工作时间为员工减轻了负担；充足的教育培训资源满足了员工个人职业发展的需要；此外，护士还有权利参与到与护理相关的各项决策之中，拥有高度的自主权。这些举措都保障了员工的权益，使员工满意度维持在较高水平。

（六）大力支持发展科研事业

优越的科研环境、民主的科研氛围是麻省总医院能够产出众多优秀科研成果的主要原因之一。医院设有专门的科研委员会，并邀请不同专业的资深专家轮流担任主席，为科研创设了"兼收并蓄"的民主氛围。医院还投入大量的经费资助科研项目，鼓励员工参与科研项目、展示科研成果，支持科研成果转化，转化所得的收入按照医院、所在科室、所在研发团队以及个人各占四分之一的原则进行分配。完善的科研激励机制也推动了医院整体科研水平的提升。

此外，麻省总医院一直坚持科研与临床实践工作紧密结合的原则。医院有近50%的员工从事科研，在科研人员中，除了专职科研人员外，有近四分之一的科研人员同时从事临床工作。研究团队主要从临床随访结果中寻找可以深入研究的问题，进而形成科研目标，从而保证了科研成果的实用性。

（七）关注员工的健康与福祉

员工的健康与福祉一直以来都是麻省总医院关注的重点，为此，医院配套有完善的员工福利制度。麻省总医院面向员工提供全面的医疗保健福利和退休福利，并为员工提供各种工作/生活上的福利。医院设有一系列完备的配套设施，员工在消费时能享受到不同程度的优惠。此外，员工福利制度的覆盖范围不仅包括了员工本人，还包含员工的子女、配偶等家属。为帮助员工平衡工作与家庭之间的关系，医院设有儿童保育中心和紧急备用儿童保育中心，主要帮助工作繁忙的员工照顾孩子。这些举措都取得了良好的成效，员工普遍对医院有较高的忠诚度，使得医院的职业稳定率始终维持在较高水平。

四、总结与启示

除了上述特色与亮点外，我们还参考了学术界关于组织行为学和人力资源管理的相关理论对其各项举措进行分析，以期通过理论进一步论证这些举措的合理性。

（一）"以人为本"的管理理念

人本观念由来已久。早在夏朝，"民为邦本"的思想就已出现。而在 21 世纪，"以人为本"的思想更是被应用到企业管理的各个层面。"以人为本"的核心在于"人"，对于企业来说，置于市场经济的大环境下，企业人力资源管理需要重点关注的对象便是"员工"。

在"以人为本"管理理念指导下的企业人力资源管理呈现出以下特征：其一，企业被视为"培养人性的学校"，而非仅为赚取利润的机器；其二，企业将人性作为重要的管理手段，例如通过满足员工不同的需求来激励员工；其三，企业采用"外圆内方"的模式来管理员工，"外圆"是指柔性的组织文化，"内方"则指的是刚性的制度，二者结合起来，共同作用于企业内部的管理与运营；此外，"以人为本"的企业注重对情感和价值的运用，并借此来构筑企业的凝聚力与竞争力。

麻省总医院的组织文化中强调以人为本的团队精神，其在人力资源管理方面的各项举措均符合上述特征。医院不仅关注员工的身心健康，而且致力于满足员工多样化的需求。例如，为帮助员工平衡工作与家庭之间的关系，医院设有健身中心、儿童保育中心等。这些举措都折射出医院的人文关怀，有利于提升医院员工的工作满意度和主观幸福感。

（二）员工帮助计划

员工帮助计划（Employee Assistance Program，EAP）最初由美国人提出，其主要目的在于解决员工因酗酒、不良药物甚至吸毒的影响而造成的心理障碍。现如今，其用途已得到广泛的拓展，其内容不仅涉及员工的身心健康，还包括了员工的家庭矛盾、情感纠纷乃至财务问题等。其服务方式也不仅仅局限于心理咨询，还有讲座、培训、心理健康调查等多种形式。员工帮助计划的作用主要可以概括为两点：

（1）从个体层面来讲，实施员工帮助计划有利于促进员工身心健康，帮助员工自我成长。

（2）从组织层面来讲，员工帮助计划有利于改善组织氛围、营造健康高效的工作环境，从而有效提高组织的绩效。

全面的员工帮助计划也是麻省总医院人力资源管理方面的一大特色。医院不仅设有常见的心理咨询处，还推出了名为"myStrength"的在线教育视频网站，员工可通过访问网站寻找解决问题的方案，并与"myStrength"社区中的成员进行互动。员工帮助计划的内容包括员工的身体健康、心理健康、工作场合的冲突、家庭矛盾等各个方面，且对于员工隐私绝对保密。员工帮助计划的顺利开展是麻省总医院维持员工高满意度的重要保障，其内容与形式的丰富性也值得其他医院及企业学习与借鉴。

（三）员工职业发展

随着全球知识经济时代的到来，现代企业管理者越来越意识到人力资本的重要性，并逐渐认识到员工的职业发展同企业未来成长的协同性关系。在组织行为学中，职业发展被分为组织职业发展与个体职业发展。职业发展管理不仅有利于促进员工的个人发展，帮助员工实现个人价值，还能调动员工的内在积极性，推动组织稳定发展。因此，企业职业发展管理需要将组织与个人的发展需求有机结合起来，使个人职业发展需求同企业整体发展战略保持协调一致。

麻省总医院较早地认识到了员工职业发展与医院总体发展目标之间相辅相成的关系，通过设立职业发展中心来帮助员工明确职业发展、促进员工个人成长。对于医院而言，职业发展管理既有利于促进医院人力资源的合理配置与有效利用；从长远来看，还有利于丰富医院的人才储备，使之成为医院未来发展的巨大推动力。

（四）人力资源的培训与开发

企业通常将培训与开发归为一类。事实上，二者既有相同之处，也存在一定差异。"培训"主要是指通过开设课程、模拟演练等形式培养与训练员工，旨在帮助员工掌握新的知识与技能；"开发"则侧重于用特定的方式挖掘员工的内在潜力，使其潜能得到有效利用。

人力资源的培训与开发被视为企业提升可持续竞争力的重要手段。首先，培训与开发有利于帮助员工掌握与工作相关的知识与技能，从而有效提高工作效率；其次，培训与开发有利于激发员工的创造性思维，是提高组织创新能力的重要源泉；再次，培训与开发符合员工个人职业成长的需要，有利于调动员工的积极性，提高工作满意度；最后，培训与开发还有利于培育优秀的组织文化，增强组织的向心力与凝聚力。

人力资源培训与开发遵循以下原则：

（1）培训与开发的内容与组织整体目标相符。

（2）培训与开发应当做到"因材施教"。

（3）培训与开发要做到理论与实践相结合。

（4）培训与开发要讲求实用性原则。

麻省总医院对人力资源培训与开发的注重是其能够成为世界一流的医院的关键。医院拥有较成熟的培训制度，其培训内容与医院整体战略目标相结合，坚持"因材施教"的原则，强调给予员工充分的实践机会，充分体现了培训与开发的实用性原则。除此之外，医院还投入大量经费用于科研事业，孕育了众多优秀的科研成果。总的来说，人力资源的培训与开发已成为麻省总医院提升可持续发展的竞争力的重要手段。

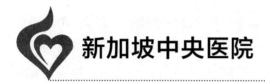

新加坡中央医院

一、新加坡中央医院基本概况

（一）基本信息

新加坡中央医院（Singapore General Hospital，SGH）位于武吉美拉（Bukit Merah）东部，是新加坡规模最大的三级急诊医院和国家转诊中心，同时也是一家非营利性机构，是医疗保健机构 SingHealth 集团的成员之一，其医疗、管理水平均居世界前列。目前 SGH 设有 5 个国家专科中心，拥有 8 栋连体组合的综合楼体，包括住宅、病房、门诊、急诊、办公楼、会议室、研究实验室、研究医学院。每年 SGH 都会接待超过一百万名患者，根据 SGH 官网的最新展示数据，SGH 拥有病床位 1785 张，专科门诊就诊人数 724 480 人，住院及选择性外科手术 92 228 余台。SGH 的医疗保健安全和质量标准均获得国际联合委员会的认可，也是亚洲第一个得到美国磁性医院（Magnet Hospital）认证的医院。

SGH 目前是一所集治疗、科研、教学为一体的综合性医院，成立于 1821 年。1989 年，SGH 改制为由政府全资拥有、并由私营公司经营的非营利性机构。2000 年，新加坡对公共部门医疗服务进行了重大重组，SGH 交由新加坡健康服务中心（SingHealth）进行管理，与位于 SGH 医疗园区的 5 个国家专业中心（新加坡国立癌症中心、新加坡国立牙科中心、新加坡国立心脏中心、国立神经科学研究所、新加坡国立眼科中心）和 9 家综合诊所共同提供医疗服务。SGH 拥有 50 个临床专科和近 30 个专科中心服务，为患者提供多种治疗选择和一站式服务。SGH 还提供营养学、医疗社会服务、音乐与创意治疗部、职业治疗、足病学、心理学等专职医疗服务。在科研方面，SGH 设立了研究室，为院内与研究相关的事务提供一站式服务，包括处理外部赠款事宜、汇编和更新高级管理医院的研究成果、促进临床部门间的研究合作、对涉及外部的研究奖项和研究金提交进行交流和协助、展开研究教育和培训等工作内容。SGH 还积极推动医院相关部门的科研工作，推进对衰老、癌症、心血管疾病、糖尿病、感染、免疫学等世界一流领域的相关研究，并开设生物力学实验室、临床试验和研究中心、医疗技术与设备开发、卫生服务研究组、病理科学、放射科学等研究部门，致力于为患者提供最先进的治疗和护理。在教学方面，SGH 建设本科和继续教育学院，为本科生、研究生提供医疗、外科手术、门诊和临床支持服务等相关领域的医学教育，同时也为专业医生、护士和相关卫生专业人员提供专业培训。

（二）发展历程及业务变迁

SGH 的起源可以追溯到 Stamford Raffles 爵士登陆新加坡后在英国军队营地建立的医疗点，当时人们出于迫切的医疗需要，在这里建立了第一所总医院。随后，从 1822 年到 1860 年，先后又有四所综合医院建成。到 20 世纪初，第七总医院建成，并被正式命名为新加坡中央医院。1946~1950 年，开始实施单位制，提供门诊服务。

20 世纪 70 年代，工业化进程促进社会进步，进一步推动了专业医疗服务的发展，医院开始了专业化的发展模式，细分出五个专业领域：神经外科、心胸外科、小儿外科、肾脏病学和整形手术。同时，SGH 也成为第一个提供专业培训的研究型医学院。随着专业医疗资源的增长，医院意识到扩大现有医疗基础设施的必要性，于 20 世纪 70 年代后期进行了重建。新医院升级为国家一级医疗服务的三级转诊中心，引入若干三级医疗服务，并开设了门诊服务。1989 年，医院进行了现代化管理的转型和重组，而后成为由政府所有的公司化的非营利性医疗机构，并将现有科室重组为外科、内科及门诊、临床支援科三个科室。

1994 年，SGH 率先建立了研究生医学研究所（PGMI），提供临床培训和研究教育，促进医院组织的现代化。2000 年，卫生部再次发起公共部门医疗保障服务重大改组，改组后，SGH 成为新加坡保健集团（SingHealth Group）旗下的国有独资公司及非营利性机构，医院成为由政府所有的公司化经营的公立医院。

二、新加坡中央医院人力资源管理实践

人力资源管理是医院的重点管理内容，有效的管理可以充分发挥人力资源潜力，提升人才利用效率，进而提升医院整体综合竞争力。具体来说，医院人力资源管理是组织依据自身发展需求，对医院人力进行有效的开发利用以及科学管理的过程。

SGH 作为一家非营利性公立医院，是新加坡规模最大的三级急诊医院和国家医疗专科推荐中心，代表着新加坡最高的医疗水平。SGH 于 2008 年获得了国际医疗卫生机构认证联合委员会（JCI）的认可，并于 2010 年被评为亚洲第一所磁性医院，其医疗水平和服务态度都堪称是亚洲最佳。本部分将从组织结构、企业文化、招聘、培训与发展、绩效管理、薪酬管理、员工关系七个方面对医院的人力资源管理情况进行阐述。

（一）组织结构与部门设计

SGH 是一所集治疗、科研、教学为一体的综合性医院，其不仅提供医疗服务，还提供医学人才的培养及培训，组织结构分工明确、职权清晰，实行部门化的管理模式。

SGH 的组织结构主要分为临床专业科室和中心、综合管理、研究和教育、合作服务。其中临床专业科室和中心主要包括临床专业科室、专家中心、护理、联合健康，主张实行多学科和团队护理，为患者提供更为全面的医疗服务。其中临床专业科室和专家中心旨在提供针对病患需求的一站式服务。护理部门主要执行医疗保健所需的各种临床和非临床任务，同时也会参与医疗与护理研究。联合健康部门由专业护理团队构成，为患者提供广泛的专业诊断、治

疗及护理等服务，如听觉矫治、营养师、语言治疗等。综合管理部门主要包括管理/行政、企业服务、运营、护理交付、辅助支持等岗位，负责医院的日常运营、管理，致力于为患者营造良好的服务环境，促进医院的持续发展。研究部门是 SGH 医学研究基础设施的核心机构，主要负责监督组织内研究活动的治理，管理研究拨款，提高组织的研究能力，发展组织的研究人才，其研究内容涵盖医院的 30 多个临床专业科室和中心。教育部门包括研究生医学院、Alice Lee 高级护理研究所、本科医学教育和联合健康研究生院，旨在为医疗、护理、辅助医疗、行政以及其他人员提供专业的教育和培训。其中研究生医学院成立于 1994 年，继续教育是医生能力不可或缺的一部分，其主要负责为医疗保健专业人员提供继续教育和培训，以确保医生能够及时了解医学的最新发展，更好地满足医疗保健和患者不断变化的需求。Alice Lee 高级护理研究所成立于 1997 年，目前是美国护士资格认证中心（ANCC）认证和 SGH 任命的高级护理教育和培训中心，为护士提供国际标准的素质教育，致力于提高护理技能，并促进护理专业人员的终身学习。本科生医学教育是隶属于新加坡国立大学的主要教学板块，由 SGH 为医学生提供本科医学培训课程，同时，医院也接收海外医学院的医学生作为特殊临床学生前来进修。联合健康研究生院成立于 2003 年，负责联合 SGH 与各联合卫生部门以及其他著名的海内外教育机构和组织，为本地和国际医疗保健专业人士提供教育和培训。合作服务部门则负责进行人力资源管理、财务管理等工作。以下是 SGH 组织结构与部门设计图（见图 2-1）。

　　得益于 SGH 医疗、研究、教育三位一体的组织结构，员工得以拥有更加多元的职位选择。例如，在临床体系中，SGH 为医生提供了系统化和机构化的职业发展框架，员工可以选择临床医生、临床医师和临床研究人员三种不同的职业方向。在护理体系中，护士可以选择临床、管理和教育等发展路径。SGH 所属机构 SingHealth 的护理职业道路的具体信息（见表 2-1）如下所示。

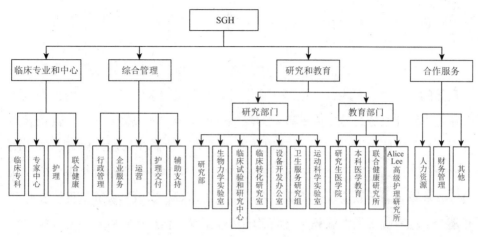

图 2-1　SGH 组织结构与部门设计

表 2-1　SGH 所属机构 SingHealth 的护理职业道路

资格	临床路径	管理路径	教育途径
硕士 / 博士	主任 / 助理主任	高级实践护士	主任 / 首席护士教育家
高级文凭 / 学位	高级护士临床医师 / 护士临床医师	高级护士经理 / 护士经理	高级护士教育家 / 护士教育家

SGH 的人力资源配置科学合理，员工职位选择灵活，岗位层级分明，晋升路径明确，使员工在根据自己的优势和能力水平匹配合适岗位的同时，可以得到更多关于岗位晋升的机会，最大程度激发员工的潜力。

（二）企业文化

价值观是企业文化的核心，一个组织的有效运行有赖于全员认同的价值观念的引导，它可以支撑企业的生存，维系员工间的关系，为组织树立目标，建立规范，并促进组织的长远发展，是一个企业的灵魂所在。

"关爱、诚信、协作"是 SGH 一直努力践行的核心价值观，促使员工以善良、尊重的心态对待每位患者和同事，在工作中坚持最高标准的职业行为和道德行为，以开放的心态面对和处理问题，重视所有为实现共同目标而努力的人的贡献。价值观在 SGH 不仅仅是一个口号，而是深深融入组织运行的每一个环节，潜移默化地影响组织的发展。围绕其核心价值观，SGH 发展了"以患者为中心的护理模式"和"患者第一、员工第一的人本管理理念"。

在对外服务方面，他们致力于为患者提供优质且经济实惠的医疗保健，通过全面的综合临床实践、医疗创新和终身学习为每位患者提供优质的护理，力求在基本医疗服务之外，尊重患者的隐私，提供极致的关怀，让患者真正感到满意。在 SGH，医疗人员十分注重患者的体验，他们在为病人检查、讨论病例时十分谨慎，会邀请患者一同讨论病情及治疗方案，告知治疗结果、治疗风险等，尊重患者的知情权；尊重患者的个人价值观、宗教和民族信仰，在必要时还会为患者提供宗教服务；对患者的医疗记录、信息严加保密，遵守法律与职业道德。

在对内服务方面，他们关心员工的发展，并建立了一系列的薪酬、福利、培训和关怀制度，为员工提供良好的工作环境，注重促进员工个人发展及组织发展。医院是一个极特殊的服务行业，在这个行业中医生、护士等医务人员的自身技术决定了医院的服务质量和服务水平。因此，员工是医院的核心竞争力之一，关心员工的发展，才能更好地促进组织的长远发展。

在标准体系建设方面，SGH 严格恪守"SPREE"质量标准：安全、专业、尊重、经验和效率。他们为患者及其家人、学生、访客和所有员工提供安全可靠的环境；尽最大努力做好自己的工作，团结一致，力求做到最好；重视所有人的尊严、隐私、需求和贡献；与服务和合作的人保持一致，始终如一地提供最佳体验；充分利用资源改善服务流程和结果。

在社会服务方面，SGH 积极投身社会，利用其在医疗保健和健康促进方面的优势为社区提供服务，致力于提高国民的健康生活质量，预防疾病和残疾。SGH 建立了志愿者俱乐部，并通过一系列员工志愿活动和项目造福社区，例如，送康复的 65 岁以上的贫困患者回家，并为他们分发食物篮，提供药物监督以及陪伴；为家庭困难儿童提供学费；为听障儿童提供阅读服务；为慈善义卖会收集捐赠衣物、玩具、书籍等；实施年度春季清洁项目，为特定贫困和老年 SGH 患者整理、清洁房屋。这些活动无一不体现着 SGH

的仁爱之本，他们不只为自己的患者服务，也心系社会，为社会贡献自己的力量。

企业文化不仅维系着企业的生存和发展，也决定着企业的基本特性，医院作为服务行业，其最终关注点应落在人的身上，无论是以患者为中心的护理模式还是患者第一、员工第一的人本管理理念，抑或是恪守职责、奉献社会的坚持，都体现了SGH"关爱、诚信、协作"的企业灵魂。

（三）企业招聘

在企业招聘方面，SGH的员工必须获得新加坡医学委员会的认可，在新加坡医学委员会（SMC）注册并获得执业证书（PC）。在海外获得医学从业资格者，则需根据新加坡公认的基本医疗资格规定进行相关审核后方能入职。此外，根据岗位的不同，其要求也有所差异。一般而言，SGH在招聘信息中会明确说明应聘者应具备的资格、技能、知识和相关经验，为应聘者提供充足的信息以便其做出选择。

第一，员工招聘是初始环节，其效果好坏直接影响后续的人力资源实践和管理。因此，医院在进行招聘时通常会从多方面对应聘者进行考核，除专业水平和工作经验外，SGH也非常注重员工个人价值观与医院价值观的契合。

第二，SGH倡导公平就业。在人力资源实践的各个方面都遵守公平就业的原则，在进行招聘时，会根据员工的工作经验、工作能力进行选拔，而非根据他们的种族、年龄、性别、宗教或其他背景，这在很大程度上为员工创造了公平、包容的招聘文化和团队工作环境。这种招聘方式可以获得更广泛的人才储备来源，确保医院获得最优秀的员工，使得他们可以更有效地工作并发挥各自的作用，增强医院的实力、活力和创新力，提高组织结构的灵活性和员工忠诚度。

第三，员工是体现医院医疗水平的关键。因此，在选拔员工时SGH对各岗位的员工资质要求严格且明确，力图确保员工的能力水平与岗位要求一致，以向患者输出高水平的医疗护理。

第四，员工也是医院传达核心价值观的直接媒介，这直接体现在员工对患者服务的每一环节中。医疗行业的服务关系极具个性化、情感化，在求医时患者不仅面临身体的不适，也会背负巨大的精神压力。因此，患者在得到科学治疗的同时，也希望得到周密细致的照顾和关心，具有极大的情感需求。

第五，融洽的医患关系一方面有助于治疗活动的开展，另一方面可以让患者增加对医生和医院的信任，无形中树立良好的形象和口碑。这就需要医生具备极高的专业素质，能正确理解、传达医院的价值理念，为患者提供人性化的医疗服务和安全可靠、值得信赖的医疗环境。因此，在招聘时，除必需的专业知识、技能、证书外，SGH 通常会要求招聘者具备"以患者为导向"的服务思维，能够为患者提供热情的服务、认真地倾听患者的需求。

此外，SGH 为员工提供多元的岗位聘任和发展机会，应聘者可以选择成为医生、护士、专业医疗人员以及研究人员等。

基于以上实践，SGH 曾多年获得人力资源奖项，如 2012 年度 TAFEP 示范雇主奖、新加坡人力资源奖、2013 年度企业人力资源奖、2016 年度 TAFEP 示范雇主奖、2017 年度人力资源亚洲招聘奖、最佳多元化和包容性战略奖等。包容性的团队文化、多元的发展机制是吸引员工的重要"法宝"，同时也是 SGH 获得成功的重要基石。

（四）培训与发展

SGH 为员工提供平等的学习和发展机会，关心各级员工的职业发展，根据员工的需要和优势为其提供有针对性的培训，指定相应的发展计划，充分挖掘员工潜力。为了培养敏捷、有动力、有能力的员工队伍，SGH 特别设立了学习和职业发展部（LCDD），为员工提供系统的培养方案，进而促进其为患者提供更加优质的医疗服务。在员工学习方面，SGH 为员工提供充足的资金支持和培训机会，通过完善的系统设计支持员工学习，为吸引员工学习兴趣制订卓越学习计划，包括 Overseas Attachments、资格认证和正式教育、课堂培训、卫生人力发展计划奖、终身学习助学金、本地 / 海外会议和课程、在职培训等。

以护士培训体系为例。在 SGH，护士的发展和培训计划分为三种：第一种是基础课程，用以指导新雇员熟悉工作环境以尽快开展工作；第二种是员工发展课程，意在培养在职护士的持续发展能力，提高其专业水平，并支持医院实施的改革；第三种是持续护理教育，主要是由一级组织开展的一系列短期课程，旨在为护士更新相关学科的发展趋势和实践知识。通过长短结合、逐层递进的连续培训计划，保障护士具备稳定的工作能力与技术水平，并不断得到提高。在临床医生领域，SGH 则通过与 Duke-NUS 合作，建立了系统化和结构化的发展框架，临床医生、临床医师和临床医师研究人员等多元化岗位为医生的发展提供了更多的机会，通过与不同领域的专家合作与交流，探索出更多样化的发展途径和职业选择。

除医疗培训之外，SGH 还进行医学教育和医学研究。SGH 是世界第三大重新认证的教学医院，也是新加坡第一所提供研究生教育的医院和培养医学专家的基地。自 20 世纪初建立第一所医学院和护理学院以来，SGH 已经培养了几代医生、护士和专业医疗人员。这种深度教育研究不仅促进了本院医护人员的持续发展，也为国家乃至国外的医护人员发展贡献了巨大的力量。2008 年，SGH 人力资源部门成立了奖学金和教育赞助单位（SESU），为奖学金和教育赞助提供整体管理，奖学金和赞助覆盖范围包括现有员工以及对医疗保健专业感兴趣的人，旨在更好地为其提供学习和发展机会。这种支持为员工及其他医疗人才的学习、发展提供了强大的物质保障。

此外，SGH 注重员工间的团队合作，培养员工的集体意识。通过提供一个有效的培育环境，使全体员工形成一个有凝聚力的队伍，相互关心、相互促进、共同发展，为向患者提供最佳治疗效果和卓越的临床体验而努力。

员工培训与开发是医院提升员工队伍水平的重要环节，新招聘的员工不一定完全符合工作岗位的需求以及医院的长期发展目标。一方面，通过系统化的培训与发展，在增强员工技能与水平、提高医院人才质量的同时，还可以"同化"员工，使员工进一步契合医院的长远发展需要。另一方面，通过培训与发展，也可以促进员工个人价值的实现。

（五）绩效管理

医院的运营管理是一个系统，绩效管理体系是医院管理的重要手段之一，通过对员工的绩效指标进行考核与奖惩，可以充分调动员工的积极性，提高组织效率。在"通过全面的综合临床实践、医疗创新和终身学习为每位患者提供优质护理"使命的引导下，SGH 建立了公平、客观的评估系统来衡量员工的工作绩效。工作绩效是员工工作效果的直接体现，根据绩效评估反馈结果，可以改善员工绩效水平，为员工制定培养目标和方案，设计更合适的薪酬福利方案等，在使员工满意的同时有效促进组织管理。

SGH 制定了有效的绩效沟通和反馈机制。以护理体系为例，医院每年会对护士进行两次考评，让护士自行对临床工作能力、工作态度、适应能力、职业道德等进行评价，通过这种机制，医院既能了解员工的发展现状，又能了解员工的未来发展意向及发展目标。因此，可以把员工放在更合适的位置，既促进员工自身的发展，又促进组织目标的实现。此外，护士长在年终考评时也会对护士进行评价，且评价结果需要得到被评护士的认同和签字，护士长也会与护士就评估结果和未来的工作进行交流，为下属指出不足并提出改进建议。双向沟通使员工能更深入地了解自己工作的优点和不足，并且快速修正，也体现了 SGH 医院良好的绩效反馈机制。

绩效评估的结果与员工的奖惩紧密相连，考评结果直接与奖金分配挂钩。员工激励可以激发员工的工作积极性，对绩效评估结果的有效运用则可以促进企业绩效管理制度的良性发展。绩效管理制度与企业文化也息息相关，员工与企业是一个共同体，二者协同发展是一个双赢的选择。"员工第一"的价值观让 SGH 充分考虑员工的利益，将员工视为医院的核心资源，通过建立有效的激励机制培养和发展员工以更好地实现组织目标，达到双赢。

绩效管理的目的是更好地实现组织目标，促进组织的持续发展，一个科学合理的绩效管理体系可以事半功倍，SGH 充分掌握了这一秘诀。

（六）薪酬管理

SGH 在组织内部建立了强有力的激励文化，根据员工的能力、绩效、贡献和经验来奖励员工，为高绩效和积极进取的员工提供优越的薪酬和综合福利计划。

具体来说，SGH 的员工薪酬福利计划主要分为货币奖励和非货币奖励，旨在表彰并奖励有效和可持续的绩效，以实现医院的使命、战略和价值观。在货币奖励方面，主要根据员工岗位的不同使用竞争性底薪、奖金和津贴来激励员工。在非货币性奖励方面，则通过一系列薪酬方案为员工提供奖励和保障，激发员工为组织服务的热情。

这种科学有效的薪酬管理体系，一方面可以形成公平的工作氛围，创造和谐的医疗合作团队，培养成员间的协作精神，使员工更好地为患者服务。SGH 在医疗过程中强调由不同成员组成的医疗团队的合作，公平的薪酬体系有利于减少成员间的摩擦，促使成员为共同的组织目标而努力；另一方面，也可以有效约束和激励员工，发挥员工的潜能，留住人才，提高员工的自豪感与忠诚度，促进组织的良性发展。

薪酬管理直接影响到企业的人力资源管理效果，对保持组织的凝聚力、竞争力和稳定性尤为重要。SGH 很好地运用了薪酬和福利管理手段，SGH 薪酬福利计划的具体内容（见表 2-2）如下。

表 2-2　SGH 薪酬福利计划

奖励类型	奖励项目	一级细分	二级细分
货币奖励	有竞争力的底薪奖金、津贴	—	—
非货币奖励	福利（Benefits）	离职福利	年假
			事假（照顾性准假）
			会议假
			考试假
			婚假
			产假、陪产假

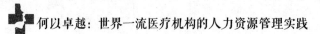

续表

奖励类型	奖励项目	一级细分	二级细分
非货币奖励	—	医疗福利	门诊和专科门诊
			产妇津贴
			妇女计划
			健康检查
			乙型肝炎和流感免疫
			牙科福利
	—	保险	工伤补偿保险
			个人意外险
			团体定期人寿保险
			商业旅行保险
	Appreciation	—	Singhealth（新加坡健保集团）优异奖
			GCEO 卓越奖
			新加坡健康品质服务奖
			CEO 服务奖
			服务品质奖
			长期服务奖励
			退休奖励
			员工赞赏月
	其他	—	学校幼儿中心零售商店员工优惠
			儿童看护中心
			度假补贴报销
			员工健身房
			结婚礼物

（七）员工关系管理

协作是 SGH 的核心价值观。协作能力是一个团队的必备素质，协作不仅强调团队集体讨论与决策，也强调成员的共同贡献。医院的正常运行有赖于医护团队的支持，尤其对于 SGH 团队合作的医疗模式来说，员工间的协作是完成治疗任务的关键，这使得员工关系的培育至关重要。因此，SGH 致力于通过员工培养和职业发展、薪酬福利制度建立等途径为员工建立满意的工作环境，从而在医院和员工之间建立起和谐、协作的正向关系。

为了有效地促进员工关系的健康发展，SGH 建立了工作—生活（Work-Life）专业团队，旨在解决员工的身心健康、社会福祉和家庭生活需求，支持员工有效地履行工作职责，平衡员工个人和家庭的需求，为员工提供全面关怀。

该团队制订了各种帮助计划，以支持员工努力实现健康的工作—生活状态：

（1）在工作方面，根据业务需要为员工提供工作—生活计划，并制定完善的绩效管理体系，客观地对员工进行评估。

（2）在身体健康方面，提供基础设施设备齐全的员工健身房和多功能工作室；倡导每周运动课；组织大规模健身和健康检查活动；定期举办活动，如 nature walks；举办跨部门和跨机构比赛等，通过一系列丰富多彩的运动项目为员工提供细致周到的健康关怀。

（3）在社会福祉方面，定期举行社交活动，如员工感谢日、家庭日、年度晚宴和舞会；对新招聘的外籍员工实行文化适应计划，帮助他们快速熟悉工作；提供专属员工休息室。

（4）在心理和情绪健康方面，实施 SGH 同伴支持计划，SGH 社会工作者为员工提供咨询服务。让员工始终能保持积极向上的心理状态，保护员工的心理健康。

（5）在家庭生活方面，举办育儿讲座，为员工提供专用哺乳室，提供本地和海外旅游活动，为员工解决家庭与工作冲突，维护和谐的家庭关系。

积极的员工关系是吸引和留住人才的有效手段，人力资本的重要战略地位和人才的激烈竞争考验着每一个企业。工作—生活计划可以为员工提供良好的工作环境，使员工能够更好地平衡个人生活和工作承诺，在减轻工作—生活压力的同时，增强员工的责任感和忠诚度，提高员工参与度，使员工更高效地完成工作。从而建立和谐、积极、有效的员工关系，提升医院的绩效和组织凝聚力，促进组织目标的实现，实现医院与员工的双赢，这也体现了员工第一的企业价值观。

工作—生活计划创造的良好工作环境，不仅可以为员工的工作生活提供保障，也可以增加组织间的信任与协作，创建积极的员工关系，塑造良好的企业文化。

三、特色提炼与分析

SGH 是新加坡规模最大、历史最长、水平最高的医院，也是一家具有世界水平的可与梅奥诊所、克利夫兰诊所相媲美的医疗服务机构。多年来，SGH 优质的护理服务体系、卓越的人力资源管理能力、持久的创新能力以及人性化的管理理念等推动着医院不断进步。

（一）秩序严明的护理管理体系

优质的护理管理体系是 SGH 医护服务的重要支撑，一套科学合理的管理体系可以有效维护临床护理质量。新加坡的护理体系不同于中国，护理人员主要有三种类型：注册护士、助理护士和健康护理员。注册护士级别高于另外两种，一般在注册护士的指导下，由助理护士和健康护理员协助完成护理工作。

在 SGH，护理体系实行垂直管理，结构简单、职责分明，上级对下级拥有很大的管理权。任职注册护士需要持有来自认可机构的护理学位和文凭，并且需要在新加坡护理委员会进行注册。其工作内容主要包括：通过护理管理、评估、计划为患者提供高标准的护理服务，以满足患者的需求；确保并维护专业护理实践标准，与医疗团队的其他成员展开合作，执行日常护理任务，汇报病人病情，讨论诊疗护理计划，提供全面、综合且具有成本效益的护理。此外，需将指导分配到自己团队的初级护士。注册护士又分为研究、教育、管理、临床和信息学五个发展方向，每个方向又分为低级护士、高级护士、助理主任等级别，五个分类共同设有副主任护士、主任护士及首席护士，最高级别的护士职位为首席护士（Chief Nurse）。

助理护士需获国家 ITE 护理证书并注册新加坡护理委员会，其工作内容主要是提供直接护理并参与制定针对患者群体的特定活动，如喂药、更换输液瓶、翻身、洗浴等基础护理工作，为患者和护理人员提供有关医疗条件所需的规定护理和治疗的指导。没有获得护理文凭的助理护士可以向高级助理护士、首席助理护士发展，通过卫生部的注册护士考试的助理护士也可晋升为注册护士。

SGH 主张在医疗过程中与多学科团队合作，提供以患者为中心的综合护理。通过这种层级严格的护理管理体系，可以保障护理团队的高效率和能力水准。随着医学知识专业化的扩展，SGH 的高级实践护士和专业护士已经具备乳房护理、糖尿病、饮食失调、感染控制等近 20 项特定护理领域专业能力。

（二）卓越的人力资源管理能力

新加坡进行公立医院重组以后，进行了企业化管理改革，即将医院的管理权由政府卫生部和财政部转移到 SingHealth 集团。医院自行管理收支，具有人力资源管理和财务收支的经营决策权。这一变革使医院拥有了极大的自主权力，可以更灵活地实施人力资源管理计划，强化组织管理能力。

SGH 非常重视人力资源的管理和培养，把为员工提供"持续的发展和福利"作为组织的使命，将员工视为组织的核心资源加以保护、利用和开发。在工作方面，为员工提供多元化的发展道路，每一个员工都可以自由选择临床、教育、研究等不同的工作内容，把人才放在最合适的地方，满足组织需要。在个人发展方面，为员工提供多样的培训机会和晋升机会，在员工发展的每一个阶段都为其提供支持。在绩效薪酬方面，为员工提供合理、公平的薪酬福利方案，保障员工的个人权益和利益，不断激发员工的工作潜力和工作热情。在生活方面，为员工提供"工作—生活计划"，有效缓解员工的身体、工作和生活压力，为其提供全方位的组织关怀。此外，SGH 致力于在组织内营造公平、协作的工作氛围，建立"患者第一、员工第一"的企业文化。以上举措环环相扣，使得 SGH 牢牢抓住了员工这一核心资源，形成强大的竞争力。

2010 年，SGH 获得了"磁性医院"的称号，磁性医院是指在护士严重短缺的情况下，医院仍能像磁铁一样吸引专业护士的加入，说明 SGH 对员工的吸引力十分强大。事实证明，SGH 在人力资源管理方面非常出色，凭借出色的员工队伍，SGH 的实力与影响力不断提升，连续获得新加坡人力资源奖项，如领导 CEO 奖、领导人力资源专业人士奖、人力资源倡导者奖、人力资源传播和品牌、领导人力资源实践奖、人力资源开发项目杰出项目奖等，在人力资源管理领域赢得了人们的认可与肯定。

（三）全方位服务的患者关怀

SGH 是一家非营利机构，秉承"关爱与卓越"的传统经营理念，致力于为患者提供最优质且价格合理的医疗服务。这一使命驱使着医院在服务、教学和研究领域的努力和成就。

围绕"关爱、诚信、协作"的核心价值观，SGH 坚持为患者提供安全可靠的就医环境、专业的治疗技术、高效的诊疗流程以及尊重隐私的服务氛围，形成了以病人为中心的全方位护理模式，为患者提供全方位关怀。SGH 的护理采用小组制形式，由注册护士、助理护士和健康护理员组成一个小组，负责护理一定数量的病人。视治疗阶段的不同也会由医生、护士、专业医疗人员共同组成治疗团队为患者提供治疗和护理。护士会根据患者的治疗计划协调护理流程，积极掌握护理患者的知识和技能，全面满足病人的需求。

SGH 为患者打造积极的医院整体环境。SGH 院区内设有社区、休闲中心和购物场所等设施，医院内的建筑和陈设并不是死气沉沉的，而是以暖色调为主，室外空间种满植物，供人休息的座椅随处可见，走廊中精美的图画、精致的雕塑等艺术品令人赏心悦目，可以有效缓解患者的紧张情绪。门诊大厅还设有各式咖啡厅、快餐店、甜品店，医疗人员和患者都可以在里面进行消费。医院内部动线设计简单，患者不需要过多走动就可以进行各项医疗项目检查，节省时间、提高就医效率。医院还有专门的家属休息区和家属监控室，通过电视屏幕可以随时掌握病人的具体方位和手术进展情况，减少家属等待的焦虑。

此外，SGH 和 Sing'theatre 在诺华的支持下，于 2013 年推出了 Music Fest@SGH 活动。SGH 的医护人员认为音乐可以刺激人的感官，治愈、提升精神，并促进病人的康复。Music Fest@SGH 意在为患者提供音乐表演，他们希望通过这个活动可以将音乐的整体效益和治疗效果传递给更多患者。自推出以来，有近 2000 名音乐家和艺术家，为超过 32 000 名患者和护理人员提供了 218 小时的现场音乐服务。除提供物理治疗之外，患者的精神世界也需要被安抚，精神的力量可以唤起医生与患者的信心和勇气，为压力重重的治疗过程注入希望，建立信念。

SGH 官网数据显示，卫生部于 2009 年委托进行的独立患者满意度调查中，SGH 在新加坡各地区和三级公立医院中排名第一。有约 84% 的患者会根据他们对以下 9 项优质服务属性的看法向其他人推荐 SGH，包括设施，护理协调，医生的知识和技能，医生所表现的关怀和关注，护士的知识和技能，护士所表现出的关心和关注，专职医疗人员的知识和技能，专职医疗人员的关心和关注，以及工作人员对程序和护理的明确解释。这 9 项内容恰恰体现了 SGH 从硬件设施到专业技能再到软件服务的全方位关怀，可以同时满足患者的身体需求、心理需求和精神需求。

（四）追求卓越的创新能力

SGH 致力于通过创新和研究给患者带来更好的护理和治疗。创新精神存在于这个组织的每个角落。创新精神是每一个企业必备的能力之一，医院也是如此。通过对新思维、新技术、新方法的运用，为医院发展提供取之不竭的动力。创新精神推动着 SGH 不断地学习、突破，跟上时代发展和社会需求的变迁，历经两百余年而愈久弥坚。

手术风险综合评估计算器—CARES：SGH 非常善于调动员工的创新性，发挥一线员工的能动性，察觉医疗市场的缺陷和需求，不断提高患者的体验和满意。为了降低手术风险，提高操作的安全性，SGH 的麻醉师团队开发了一个手术风险综合评估（CARES）计算器。虽然之前使用的风险预测方法也可以帮助外科医生和麻醉师进行术前评估，但大部分都是基于西方人口和医疗系统特点开发的，与新加坡本国的情况存在差异。为了准确评估患者本身的情况和手术适应性，SGH 的麻醉师团队结合新加坡当地的人口环境、基因组成和医疗保健系统开发了一个手术风险计算器，以更好地针对本国患者进行风险评估，采取必要措施减轻术后风险或计划术后护理。与此同时，手术风险综合评估计算器还可以预测死亡风险以及 ICU 在手术后进行密切监测的准确性。

个人体能测试—IPPT：SGH 还开发了专为评估老年人的脆弱和健康风险而设计的个人体能测试（IPPT）。这个项目经过一系列不同的身体测试，如背部伸展、椅子上升、坐姿和伸展、握力等，与一份全面的调查问卷相结合，就可以得出老年人的健康风险系数。该计划旨在确定老年人的健康、体弱前兆和体弱的情况，通过适当的物理、营养和认知方法实施有针对性的治疗，帮助这些老年人改变生活方式，以便在他们的病情变得更加复杂之前解决身体健康问题。

AMW 护理模式：AMW 护理模式也是 SGH 的一项重要创新举措。AMW是指短期住院病房，主要收治从急诊室送来的病人，这些病人没有重大疾病，但需要短期内住院观察治疗（一般 72 小时内出院）。AMW 护理团队由多学科团队组成，包括医生、护士、药剂师、物理和职业治疗师、医疗社会工作者和营养师等，团队的主要成员都集中在 AMW 病房，他们彼此熟悉，能够快速地了解患者状况并进行灵活诊治，从而使整个治疗过程更有效率。在这个团队中，护士担任更重要的角色，主导治疗过程的沟通与讨论，因为护士最熟悉患者的病情，他们不断检测患者的生命体征，时刻注意病情的改善或恶化。AMW 采用的新工作流程是一种基于病房的护理模式，它可以缩短住院时间，为常规病房腾出更多床位，患者也会因住院时间减少而支付更少的费用。随着人口增长、人口老龄化和慢性病负担加重等社会问题的不断深化，医疗机构将面临巨大的压力，AMW 护理模式即是面对这些社会问题的一条新路径。

通过新工具、新技术的开发，SGH 不断提升自己的医疗水平。一直以来，

SGH 非常关注员工的持续发展。实际上不止人员，医疗设备和技术也是如此，唯有不断发展创新的工具和技术，才能更好地为员工提供工作支持，从而使得医疗过程更加高效。

（五）满足不同需求的差异化收费策略

医疗费用对一些患者来说是沉重的负担。SGH 十分关注患者的利益，致力于为所有人提供质优价廉的医疗服务。目前，SGH 拥有 10 000 多名员工，每年收诊 100 多万名患者，占公共部门急症病床总数的四分之一，占全国急症病床的五分之一。患者的数量非常庞大，且医疗需求和经济承受能力的差异很大。考虑到不同患者的经济能力，SGH 在相关政策的指导下制定并施行了差异化收费策略，在满足患者不同医疗需求的同时保障医疗资源的合理分配。具体而言，SGH 病房有 4 种类型，分别为 A 级、B1 级、B2 级、C 级，每种级别的设施和收费标准各不相同。病房费用中包含 7% 的消费税（仅适用于新加坡公民），B2 和 C 级病房会有最高政府补贴，收费较低。从 A 级和 B1 级病房出院的患者作为私人病人会有专科门诊预约和所有随访管理，而从 B2 和 C 级病房出院的患者将被视为专科门诊预约和所有随访管理的补贴患者。不同病房的设施配置与收费标准（见表 2-3）如下。

表 2-3　SGH 病房类型及收费标准

病房类型	设施/服务	价格
标准病房 A 级	单人房、附属浴室和卫生间、化妆用具、电视、电话、全自动电动床、餐饮选择、可选睡眠单元	S$466.52/天
标准病房 B1 级	4 人间、附属浴室和卫生间、电视、电话、半自动电动床、餐饮选择	S$251.45/天
标准病房 B2 级	5~6 人间、半自动电动床	S$79/天
标准病房 C 级	9 人间	S$35/天

手术病房实行 3 种收费制度，为患者提供多种选择。入住补贴患者病房的患者与永久居民以及私人患者病房相比，享受的优惠力度最大，虽然可选病房

类型略有限制，但仍能保障患者接受高水平的医疗服务（见表 2-4）。

表 2-4　SGH 日间手术病房收费标准

类型	补贴患者	永久居民（补贴）	私人患者
Seater	$29.70	S$50.90	S$63.13
Bed（cotort）	$47.30	S$81.10	S$131.61
Bed（Single）	—	—	S$214.00

充分保障患者的利益，让患者以最合理的价格享受到最优质的护理和治疗，这是 SGH 的使命，也是 SGH 获得成功的重要因素。在差异化政府补贴政策下，经济负担较重的患者在接受治疗的同时，能获得很高的医疗报销额度，而经济富裕的患者则可以通过支付更多的费用享受更优质的硬件服务，这一举措使患者都能获得最需要的医疗服务。需要说明的是，患者所受到的医疗诊治并不会因病房环境的不同而有很大差异，同一个医疗小组会同时负责不同等级病房的医疗服务，以保证医疗资源的合理分配。

（六）独树一帜的病房管理特色

SGH 奉行以患者为中心的护理制度，通过一系列程序为患者提供细致周密的医疗和生活护理。病房是患者在医院中接触最多的环节，SGH 在病房的管理方面也有其独到之处。

在入住病房之前，预约入院检查的患者可以通过 Admissions Buddy 在线服务查询财务咨询信息，包括入院、日间手术、检查等的估计费用，选择合适的病房类型，还可以了解到包括 Medisave、Medishield Life/Integrated Shield Plan 等在内的保险范围等。通过这项服务，患者可以申请更改病房类型，查看入院的关键信息，查看估算账单，比较不同病房类型的费用，在线支付初始存款等，十分便利。

在患者入住病房之后，护理人员会为病人进行注册，收录患者姓名、性别、出生日期、入院日期、身份证号、医疗保健卡号等信息，以便对患者进行管理。在治疗过程中，护理人员会定时观察患者身体、精神情况，并进行记录，以配合医生更好地进行治疗。在患者的病床上设有病人信息标识牌，填有病人的个人信息、疾病类型、身体状况、饮食药物提示以及主管医师等信息。

在病房门口设置有白、绿、黄、红四种不同颜色的指示灯，可以让医护人员快速了解病房现状。其中白色灯表示有健康助理员在病房内操作，如协助患者擦身、喂饭、上卫生间等；绿色灯表示有医护人员在病房内进行诊疗或操作，避免干扰；黄色灯表示患者有求助，多为输液问题或发生跌倒等，医护人员需及时到病房了解情况；红色灯表示病房内发生紧急情况，有患者或医护人员需要帮助，提醒在班的所有医护人员尽可能赶去进行救助。这种管理形式有效地提高了病房的管理效率。

SGH还拥有自动访客管理系统（AVMS），访问期间每次只能允许4个访客进入，因为SGH患者人数众多，病情复杂，免疫力低，病房控制访客将减少患者的感染风险。通过这个系统可以更好地管理病房的访客数量，也便于追踪接触者以确保患者和访客安全。

（七）精益求精的专业精神

在SGH，处处可以体现其专业精神。患者自入院起就可以受到医院的全面服务，身体检查、治疗、护理、生活起居等都由专业人士负责，无须患者家属进行照料。而且患者有权从来自30多个临床专业的600多名医生中选择医师为自己进行诊疗，专业的医疗保健团队可以在最大程度上保障患者的医疗服务需求。

于急诊部门来说，SGH的急诊部是新加坡最繁忙的部门之一。急诊部将患者分为四种不同的级别：第一优先级是复苏和重症患者，如心脏病发作、严重受伤、严重出血、休克、严重哮喘发作等，这些患者将立即在复苏区接受治疗；第二优先级是重大突发事件患者，如严重的肢体骨折、中度损伤及其他严重医学疾病，这些患者将在危重区进行治疗；第三优先级是轻微紧急状况患者，如扭伤、轻伤、轻微腹痛、呕吐、发烧等，这些患者将在紧急护理区就诊；第四优先级是非紧急情况患者，如慢性关节疼痛、慢性皮疹、旧疤痕等。为了降低急诊部患者的感染风险，发烧患者将被安排在单独区域进行管理。当患者需要其他部门医生检查时，医疗人员会电话联系合适的医生为患者服务。

在药物发放方面，新加坡的药物发放制度很严格。SGH 的药房护士在上岗前都需要经过严格的药理知识培训和考核，以保证药房护士具备相关的工作能力。在药物发放过程中，药房护士一旦受到打扰造成中断，必须重新配药，以免造成发药错误。在将药物发到患者手中时，护士也会对药物配置的准确性进行核对。同时患者携有二维码腕带，通过扫描发药人员也可以核对患者的药物开具情况，而且患者必须在药房护士的监督下服用药物完毕才能离开，保证用药安全。

与此同时，SGH 还为患者提供药物递送（MDS）服务。当患者不愿意花费时间排队取药，或者药物过多不便携带时，可以选择药物寄送服务。患者只需通过线上、线下或电话的方式将 SGH 的原始处方提交到 SGH 药房，并留下邮寄地址，就可以享受 SGH 的药物寄送服务。对于患者来说，这一服务可以节省许多时间，十分便利。

SGH 于 2005 年成立了临床治理（CG）专门机构，负责保障整个医院的安全操作标准和医疗质量，并通过国际联合委员会（JCI）认证。临床治理专门机构强调，将不同的安全和护理质量单位放在一起统一领导管理可以实现协同作用。这些单位包括临床特权、临床评估计划、感染控制、患者安全、政策、质量保证、质量管理等。高度负责的专业精神使得 SGH 具备极强的专业能力，并且在对患者服务中保持绝佳的表现。

四、总结与启示

人力资源是组织内部能够为企业创造价值的教育、能力、技能、经验、体力方面的总称，它包含两个维度：质量和数量。因此，在人力资源管理中，不仅要使组织内的人力资源数量达到应有的标准，更重要的是要提高人力资源质量，人力资源质量是决定组织人力资源整体优势的核心要素。SGH 非常注重人力资源质量的提升，通过全面的培训和开发计划提升员工的综合素质，充分发掘员工的身体、精神、智力、技能、道德等方面的潜能。高质量的医护人力资源是 SGH 的核心竞争力，也是 SGH 跻身世界知名医院行列的重要支撑力量。而在高质量人力资源的基础上，对人力资源的合理配置也尤为重要。一个组织内的岗位分为不同的层次和种类，科学合理的人力资源配置可以强化组织功能，使人岗匹配更加合理，最大限度发挥每个人的潜力。SGH 在人员分配和人员晋升、调动的环节设计了良好的体系框架，为员工提供多种任职、发展路径，并为员工提供持续的培训，促进员工的可持续发展。

（一）多元激励机制设计

双因素理论认为，保健因素和激励因素是影响人们工作态度和绩效的两种因素，其中保健因素的满足可以维持人们正常工作，激励因素的给予则可以调动人的工作积极性。SGH 优质的工作环境为员工提供了人性化的工作－生活关怀，完善的绩效和薪酬管理机制进一步深化组织的激励文化。工作环境、薪酬福利、领导水平等保健因素的满足使员工可以更好地维持现有状态，而工作表现机会、晋升、奖励等激励因素的调节则可激发员工的进取心。管理人员根据员工岗位的不同使用竞争性底薪、奖金和津贴来激励员工，为员工提供有前景的职位晋升道路，从而使员工受到内在激励，创造出一流的工作成绩。通过在人力资源管理中合理使用保健与激励因素，有效提升组织绩效、实现组织目标。

（二）公平工作氛围

此外，公平理论认为员工的满意度不止来自所得的绝对报酬，还来源于同他人的比较。SGH 严格公平的绩效评估体系和薪酬福利体系，保证了员工薪酬和奖励的公平性。在绩效评估方面，SGH 使用了直接主管评估和自我评估的方式，通过全方位的评价使员工获得客观而公平的绩效结果。心理公平感也会激发员工的工作热情，当员工感受到公平的工作氛围时，会受到激励更乐于提高自身工作绩效，以获得更满意的工作结果。

（三）"以人为本"的管理理念

"以人为本"的管理理念是人力资源管理中的核心内容，是指在管理工作中要以"人"为中心，强调人的重要性。以人为本是一种管理文化，人力资源是现代企业中最重要的资源之一，企业只有真正重视人力资源，贯彻尊重人、关心人、理解人、培养人的理念，才能为企业创造持之以恒、用之不竭的竞争力。在员工管理方面，SGH 在人力资源的引入、配置、培养、开发等方面尊重员工的就职意愿、为员工提供多元发展路径、开展持续的培训课程、实施工作—生活计划关怀，不断促进人力资源的全面发展，调动人力资源的积极性和主动性，切实做到了以人为本的管理方式。在患者管理方面，SGH 秉持"患者第一"的管理理念，为其提供全方位的医疗护理服务，并围绕患者不断提出新的服务策略。正是对人的尊重和关怀，让 SGH 收获了忠诚的员工队伍和首屈一指的行业地位。

（四）稳定和谐的企业文化

企业文化是企业管理中不可或缺的一部分，也是人力资源管理的重要"助手"。企业文化集中体现了一家企业的核心价值观，是组织内员工普遍认可和遵从的行为规范和价值体系，在组织内起着导向、约束、凝聚、激励等功能。一方面，企业文化为人力资源管理创造良好的环境；另一方面，在人力资源管理的过程中企业文化也可以发挥潜在的引导作用。SGH 奉行的"关爱、诚信、协作"的核心价值观，以及"患者第一，员工第一"的企业文化，都在无形中塑造着员工的行为和精神世界。优秀的企业离不开企业文化的支持，SGH 通过企业文化来传达组织的经营目标、价值理念，潜移默化地塑造组织成员的认知方式、思维能力、技能水平，从而形成稳定、和谐、可持续发展的企业环境，构建独一无二的企业发展脉络。

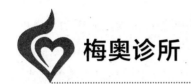

梅奥诊所

梅奥诊所是全球最大的私人医疗机构。1883 年，梅奥兄弟及其父亲成立梅奥诊所，至今已有 135 年的历史。梅奥诊所在美国乃至全世界都享有盛誉，促使其不断成长和发展的关键是源源不断的人力资本，作为从优秀走向卓越的人力资源管理实践，梅奥诊所也一直受到关注和研究。

百余年的发展历史，梅奥诊所积累并发扬了诸多经典管理信条，如高度关注服务质量的提升、严格苛刻要求服务细节、重视员工招聘中的文化契合性、强调患者至上的服务理念、秉承以人为本的人文精神等，梅奥诊所的经营历程向世人阐释了医院组织中制度设计与组织治理的运营之道，而关注与研究梅奥诊所对于我们学习其中的管理经验意义深远。

本篇案例从梅奥诊所的历史与发展讲起，对其发展过程中优秀的人力资源管理实践进行介绍，呈现出一幅关于梅奥诊所人力资源管理实践的完整画卷，并启发医院组织提升其管理运营的效率和质量。

一、梅奥诊所基本概况

2018 年 8 月《美国新闻与世界报道》（U.S. News & World Report）公布了2018~2019 年美国最佳医院榜单，在 20 家上榜医院名单中，梅奥诊所荣登榜首。这份榜单从全美超过 4500 家医疗机构中进行筛选和排序，梅奥诊所在内分泌专科、胃肠科、妇科等 6 个专科中排名首位，并以总分超过第二名 40 分的成绩名列第一。这已经不是梅奥诊所第一次获此殊荣了，也再一次证明了梅奥诊所在医学专业以及组织管理方面的卓越优势。

（一）创始发端：从救治伤员到多专科协作

1864 年梅奥医生在明尼苏达州创建了以救治战争伤员为主要医治任务的诊所，战后梅奥医生的两个儿子 William James Mayo 和 Charles Horace Mayo 都从医学院顺利毕业并进入到诊所行医。由于梅奥家族医术精湛、医德高尚，吸引了许多医护人员进入诊所，诊所初期的运行便采用合作共享、协作共进等行医与诊治方法，得到了同行业以及患者的认可。

随后，梅奥家族与圣弗朗西斯修女院合作，创立圣玛丽医院，进一步扩大了诊所规模，越来越多的医护人员加入诊所中，使其发展成为世界上最早具有多学科协作的综合型医院。1972 年，医院正式以梅奥（Mayo）进行命名。

梅奥诊所作为全球第一家非营利性综合型医疗服务组织，现已发展成为规模最大的非营利医院之一，这与 1983 年以合并为战略主轴的决策密不可分，之后的一段时间，诊所通过医院合并与价值观整合走上了一条快速成长的道路。1986 年，罗彻斯特医院（圣玛丽医院以及卫理公会教派医院）合并到梅奥诊所，同年，梅奥诊所又发展到了佛罗里达州；1987 年，诊所在亚利桑那州成立了斯科茨代尔分部诊所。在野蛮发展的黄金时期，诊所的患者总数和收入均有了巨大的突破。

（二）三盾组织：仁爱关怀与医学并举

尽管梅奥诊所在发展过程中以其精湛的医术和卓越的服务享誉世界，但是诊所更多以"三盾组织"自居（见图 3-1，梅奥诊所标识）。梅奥诊所的创始人兄弟威廉·梅奥医生以及查尔斯·梅奥医生赋予了标识丰富的内涵和深远的意义，后世也对这三个盾牌所组成的标志有了更多的解读，如有人将三盾解读为梅奥诊所在美国佛罗里达州、明尼苏达州以及亚利桑那州的三个地方；也有人将其解读为诊所的三位创始人——梅奥父亲与两位梅奥兄弟；而更为世人认可的解读则是三盾代表了梅奥经营过程中的三个领域，中间外形较大的盾牌代表患者医治，象征着诊所对患者的悉心诊疗与博爱关怀，两侧的盾牌则分别代表医疗研究和医学教育，是梅奥诊所对于临床医学基本关注的最有价值的补充。

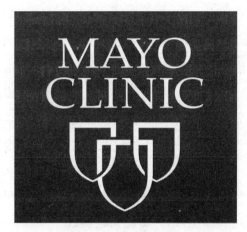

图 3-1　梅奥诊所标识

梅奥诊所对医疗研究和医学教育的贡献还在于其设立的医学院以及大型学术性医疗中心。梅奥医学院每年都会为诊所提供众多高质量的医护人才和医疗研究人员，此外，学院也作为培训基地向非梅奥医生开放，其中梅奥医学继续教育学院每年都会开设近 200 次短期培训课程，此举为美国医疗体系的发展提供了许多高素质人才。

（三）高效管理：生机勃勃与追求卓越

梅奥兄弟为世人留下的宝贵财富还在于其创立的医院管理体系——一个给医院组织带来无限生命力与高效创造力的管理思想和制度逻辑。梅奥创设的一些基本管理制度、组织架构、激励政策等沿袭至今，而之所以被世人所称赞、采纳，还是因为其管理体系所蕴含的高效运行、人际服务以及临床效果。

梅奥也在发展、也在成长，尽管在新时代的推动下诊所现行的组织规则发生了些许变化，医疗治愈工具也有所变革，但是梅奥诊所在运行中体现出来的人文价值、医疗实践、管理模式和哲学基础并没有改变，梅奥精神始终影响着每一位梅奥人，指引着公共医疗服务组织的高效运行。

威廉·梅奥医生曾经对梅奥经营过程进行总结，并指出未来能够促使诊所持续成功的关键要素包括四个基本条件：一是始终追求服务和非营利的思想；二是始终坚持患者需求至上，对每一位患者的健康和幸福给予诚挚和独特的关怀；三是始终致力于团队成员中每位成员的职业素质的提升和成长；四是始终学习并善于适时而变。后来，曾在梅奥诊所从事行政工作近40年的罗伯特·洛斯勒又在以上条件的基础上增加了两条：持续努力追求卓越与恪守诚实与正直的道德规范，以此构成"梅奥精神"的六个基本组成部分。

梅奥诊所经营成功的因素有很多，其中最重要的基石是梅奥创立之初就一直秉承的价值观——慷慨以及致力于通过医疗实践服务创造社会利益，这是梅奥区别于其他诊所、医疗组织的鲜明特点。其组织目标并非只停留在自己赚取经济利润的层面上，而是通过慷慨的精神为整个社会的医疗进步做出贡献。

（四）以人为本：卓越的人力资源管理实践

组织的发展离不开强大的人力资本支持，而梅奥的成功也得益于其独特的人力资本管理实践。从最初对高素质医护人员的吸引，到企业化运营后的价值观导向人才招聘、独具一格的薪酬激励、完备体系化的培训机制等，都是其卓越人力资源管理实践的体现，这为梅奥的快速稳步发展提供了智力支持和人才保障，为其医治、研究、教育三大领域的进步提供了强大动力。

"以人为本"是梅奥价值观的重要组成部分，这不仅体现在诊所"患者至上"的服务理念中，也体现在其关注医护人员成长与发展的体系设计中，如"大锅饭"形式的预设年薪机制设计既保证了梅奥非营利性的初衷，也激发了医护同事之间的协作共进；以轮岗制度为基础的工作设计既能够让医护人员充分认识组织的运行，还能够提高科室之间的交流合作；而且，梅奥有着极为通畅的医护人员职业生涯路径设计方案，这为每一位梅奥人的未来发展指明了方向。

总而言之，梅奥的价值理念贯穿在其组织运营管理的每一个细节里，是推动梅奥人力资源管理实践发挥作用的重要基石。

二、梅奥诊所"患者至上"的共同目标：价值观的传承与驱动

一位患者在梅奥接受诊治后给诊所写了一封感谢信，信中提到"梅奥诊所有三个特质是独一无二的"，"首先，在各个层面上都具有卓越的学术性和专

业性"，"其次，在护理关爱每一位患者时，梅奥人表现出的杰出的团队协作精神值得钦佩"，"最后，也是最为重要的一点，就是无论态度还是行动，'患者第一'都是重中之重，是每一位梅奥人都引以为准的规范"。信中的言语已经多多少少体现出梅奥诊所"患者需求至上"的核心价值观了。

梅奥罗切斯特诊所的 CEO 就曾说过，"如果你只是宣称有一种价值观，而并没有将其融入组织的运营、政策、决策、资源配置以及文化之中，那这种价值观也就只是一句口号而已"。而梅奥的"患者需求至上"绝非一句简单的口号，这种服务理念已经深入到每一位梅奥人的内心，也体现在诊所组织运行的每一个细节里。

（一）理念起源：来源与起步

"患者需求至上"的价值观念在梅奥诊所形成初期便有体现，19 世纪时梅奥家族在美国成立诊所，专门救治美国南北战争中的伤残士兵，救治过程中将伤员需求摆在首位；随后，其与修女院合作创办了新的医疗服务组织，而这个组织也传承着宗教信仰中的仁爱与关怀，在医疗服务提供过程中始终注重患者的真实需求；而且，随着诊所企业化运行制度逐渐完善，这一价值观念不断促使诊所从患者、家属以及咨询医师的角度出发，提供更加贴心和准确的医疗服务。

梅奥诊所创始兄弟之一的威廉·梅奥曾经说过"患者的最大利益就是我们最根本的关注点，为了让所有患者都能够享受到先进知识所带来的好处，协同合作是必要的……"，这一发言影响了一代又一代的梅奥人，他们始终尽最大的努力满足每一位病患的需求。正如华为"以客户为中心"的价值观念一样，梅奥所秉承的"患者需求至上"也不过是医疗服务行业组织中最基本的常识性理念，但正是这种常识性理念，梅奥坚持了、做到了，并且刻在了每一位梅奥人的内心深处。

（二）价值观驱动：融入组织文化

组织文化是组织赖以生存和有效运行的灵魂，体现了组织运行中的行为规范、思想意识、制度理念等，总以无形的力量影响着组织中的个体。梅奥诊所的文化也驱动着每一位梅奥人，这种文化以"患者需求至上"的价值观理念为核心，并围绕其不断发展创新。有许多前往梅奥诊所的患者和调研者会询问诊所的医护人员，特别是问他们与患者需求至上相关的培训课程或者制度体系等，当然，这种服务意识并非在朝夕间就可以培训速成。"患者需求至上"的理念早已存在，传承百年，已经融入诊所每一位梅奥人的血脉之中。

不过，梅奥文化的同化往往要通过培训完成。在梅奥的培训体系中，不止有一门课程会涉及"患者需求第一"理念的传授，其还会与公司的正常运营、薪酬与考核体系、团队建设等多方面糅合在一起。如梅奥新员工入职的第一课便是接受"患者需求第一"理念的熏陶，在入职培训中，主管领导会将"患者需求第一"传达到每一位新员工内心深处，并且通过梅奥传统的视频资料再一次强调这一核心价值观在梅奥文化体系中的作用与地位，在入职 3~4 个月甚至一年的时间内，梅奥也都会通过特殊化的培训项目进一步强化该服务理念。在了解、理解、掌握并熟记于心后，"患者需求第一"的价值观宣言在每一位员工内心中都是根深蒂固的。

当然，梅奥文化的宣贯并没有局限在培训课程体系中，而是涉及更广泛的机制设计。梅奥开发了一项医师交流的课程，一方面可以通过医疗实践来改善医患之间的关系，并通过医患交流来体会"患者需求第一"在医治实践中的具体表现和操作；另一方面则可以通过医师之间的交流实现彼此价值观念的传承与迭代。

（三）价值观传承：稳固与发展

除了用培训与交流的方式将"患者需求第一"的价值观念融入文化建设中，梅奥也将一系列文化诉求、行为期望以及价值观体系等内容编入到了梅奥的员工手册——《梅奥护理手册》中，并且让梅奥员工人手一本。

大部分新员工在入职后往往会通过观察老员工的现场工作来强化自己对未来岗位工作内容的理解与熟悉，而这种体验除了传达医护经验外，也会在无形中向他们传递梅奥精神以及核心价值观。这种"工作面试"往往会伴随新员工很长一段时间，所以在对新进员工考查时，除了专业领域中的医护水平和医治知识外，对梅奥诊所核心价值观的认识程度与践行程度也是考查的重要方面。

同样的，一些工作多年的老员工也会持续接受梅奥精神的宣贯，诊所内会有专业人员负责医师的价值观教育，并会设置多种多样、丰富多彩的文娱活动，通过活动和医护人员之间的交流来实现梅奥精神的强化。在十月份，梅奥会举办诊所的遗产纪念活动，通过梅奥博物馆的展物展示和现场教授，梅奥人会不断地体会到这个庞大医疗组织包裹着的精神内核。

而且，诊所也会尽可能地采取有效措施打造有助于诊治和康复的良好环境，从医院里的公共场所到检查室和实验室，梅奥在设计上明确传达了这样的主旨：消除患者的紧张情绪，为患者提供一个庇护所，合理分散患者的注意力，向患者表示关爱和尊重；从设计中体现出医院强大的实力，尽可能不造成拥挤；方便患者认路，并且为患者家属提供膳宿。很多分院的建筑设计与装潢也充分考虑了病患的诉求，如 Rochester 分院 Gonda 大楼有极为宽敞的全开放式空间，大理石的地面和楼梯井，悬挂着的玻璃雕塑，各个楼层的墙上都有很多窗户，里面的人可以看到窗外的花园，视野极为开阔。大楼高层的大厅里设有一个癌症辅导中心，正如医院的一位管理人员所说"医疗中心的采光越好，就越能消除癌症病人心中的阴霾。"梅奥 Scottsdale 分院的大厅也具有极佳的视觉效果，例如宽敞明亮的大厅、室内的人造瀑布、工艺石雕，以及可以俯瞰远方绵绵山脉的窗口。

最后还需要明确的是，除了本篇案例介绍的如新员工培训、纪念活动、医护人员实践与交流、员工手册编制、开设培训课程、开放博物馆等对梅奥核心价值观进行宣贯和强化的方式外，梅奥还有很多传承其文化和理念的手段。当然，这些形式和工具都只是传承发展梅奥精神的载体。在梅奥真正重要的是每一位梅奥人都会在工作中尊重"患者需求至上"这一价值观，并且将其作为整个组织运行的共同目标，也正因如此，每一位梅奥员工都将牢记这样的服务理念，保持一致的努力方向，为发展梅奥、创造社会效益而不断前行，这才是值得所有医疗服务组织学习的地方。

百余年品牌，梅奥发展至今仍是享誉世界的顶级医院，除了其持续领先的专业医疗技术外，更重要的是梅奥人在医治过程中与患者的关系处理。早在创业之初，梅奥兄弟就开始强调梅奥精神，每一位梅奥人在服务中都牢记、践行这一观念，为成千上万的患者提供了最为贴心和博爱的医治服务。与此同时，每一位梅奥员工也在为自己能够从事这样神圣的工作、身处如此卓越的组织而感到自豪和骄傲，他们都能够深刻感受到自己工作的意义，这是薪酬与物质激励无法带来的价值。

三、梅奥的人力资源管理实践：以人为本、卓越管理

前面已经对梅奥的发展以及梅奥传承的核心价值观进行了初步介绍，在梅奥发展进程中，还有一个不可忽视的重要力量——人力资本。作为医疗服务组织，医护人员的能力、意识、动力深刻影响着组织的运行轨迹，在梅奥逐渐发展壮大的过程中，医护人员作为人力资本一直发挥着重要的作用，因为他们不仅是直接面对患者的工作群体，更是实践"患者需求至上"的排头兵。在如何管理医护人员、如何更好地激励和考察医护群体的问题上，梅奥也积累了丰富的经验。在本章，我们将着重介绍梅奥卓越的人力资源管理实践，希望能够对医疗服务组织有所启发。

（一）协同共享：团队合作的组织运行

与其他医疗服务组织一样，梅奥拥有全世界顶尖的医疗专科领域的医护人员和研究者，不同的是，诊所中医护人员并不是单兵作战，而是密切合作、协同共享的关系。这种协作只有一个目的，就是把患者需求放在首位，为患者及其家属提供最博爱、最贴心的医护服务。整个梅奥是一个有机运行的整体组织，面对患者往往会打出多套"组合拳"，很多患者需要去找多个医生就诊，而诊所内的多个医生会自发形成医治联盟，共同为患者做好医护服务。

早在 1910 年时，梅奥兄弟中的威廉·梅奥就指出"医疗智慧的协同合作和力量联盟"是为患者提供全面医护服务的最佳方式。他说"医学发展成为一门合作的科学已经是必然趋势，为了更好地服务患者、保障患者利益，医生、专家等都应该共同联合协作，互相依赖扶持，共享知识成果，以此来克服医治

过程中可能存在的困难"。梅奥诊所历经百年依然不断成长壮大，一方面得益于梅奥人始终坚持的核心价值观，另一方面也得益于梅奥人的通力合作、共进共生。

正因为梅奥倡导团队学习，鼓励医护人员共享知识，所以其在组织运营过程中也形成了各种机制体系来推动和保障医护人员的协作。

1. 文化中的基因：倡导尊重与互助

在梅奥文化中，一个明显的特征就是对医护人员的尊重。无论是面对患者及其家属、研究者，还是面对同行、同事，尊重始终是梅奥人行事的一个重要基础和前提，只有尊重彼此，并将其视为团队的一分子，才能通力协作，为患者提供更贴心的服务。而且，诊所也会通过制定惩罚机制对"尊重"这一价值观进行保障，当发现有员工未遵守这一原则时，梅奥本部会当机立断予以解决。

尊重意味着平等与信任，特别是在医护团队中，良好的团队合作依赖于相互信任、包容倾听等相处模式。梅奥相信，倡导相互尊重，并突出关注员工个体价值的文化氛围能够让他们感受到尊重的力量和被组织支持的感觉，这样一来，员工的自我牺牲、奉献精神都会有所提升，彼此的凝聚力也会进一步加强。当然，尊重也是合作的前提和基础，梅奥医治的每一位患者都有可能需要多个部门的协同合作，跨部门之间的信任和互助也显得非常重要。在互动频繁、关联紧密的一些科室中，尽管在行政上被区分为两个科室，但是出于对医治病患的考虑，两个科室需要经常性合作，所以彼此也往往视为是同一个群体的医护人员，这样的关系也有助于萌发相互信任、相互尊重的情谊。比如，梅奥的急救科室和器官移植科室是两个相互独立的科室，但是科室内的成员往往是同一群专业领域的医护人员，在治疗病患时也会经常合作，这样相对固定的合作群体就能够拉近彼此的距离。

在梅奥文化中，另外一个明显的特点是医护人员互相帮助。诊所也希望医护人员在遇到困难时能够向他人请教，也鼓励去帮助别人，从根本上讲，这与梅奥一直秉承的"患者需求至上"的核心价值观相一致，在遇到需要多方援助才能解决问题的情况下，互相帮助是最直接的应对办法，其目的也是更好地为患者提供贴心和满意的服务。针对帮助他人的员工，梅奥也有相对应的奖励机制去鼓励、激励员工。

在其他医院，医生可能不太愿意承认自己在知识结构方面有缺陷，而在梅奥医院，情况完全不同。为了给患者治好病，梅奥医院会组织所需的专家和资源。如果某位医生在诊治过程中遇到了难题，需要其他医生参与治疗，他会坦率地把这一情况告诉患者。这样，参与诊治的医生就能相互交流，并与患者沟通，让患者实实在在地感受到医生们是在努力协作地诊治，而不是把自己从一个医生推向另一个医生。显然，梅奥医院不鼓励明星医生制度，而是始终淡化个人成就，突出医院的集体成就。

当然，任何一个组织中个体都可以自由决定在工作中以及工作外努力和贡献的程度，在帮助他人这件事情上也是如此。员工往往会被区分为两类群体：一是为了工作而付出最大努力、做出最大贡献的个体；另一类是为了避免受到惩罚、多得到奖金或者为了不被开除而努力的个体。两类个体的区别就在于其主动性意识的不同，而我们在组织管理研究中也会认识到，卓越的组织中，员工往往会具备更多的自愿精神或奉献精神。在帮助他人这一点上，梅奥诊所会不断挖掘并培育个体的自愿精神，如在人才招聘中，梅奥就非常重视对个人品质的考察，特别是在奉献、自愿、尊重、互助等品格维度上。

2. 制度中的逻辑：唯一选择与发展空间

有媒体评价梅奥医护人员团队合作事件，认为团队合作是唯一的选择，这也客观反映了梅奥团队的工作状态，很多优秀的医护人员并不能长久地在梅奥工作，许多原因导致他们很难融入梅奥诊所的工作环境中，如喜欢独来独往、过于强调个人的工作成绩、人际沟通能力匮乏等，这种人往往在诊所中难以持续发挥作用。当然，梅奥在用人标准的设计上独具一格，在招聘筛选初期就可以把这类群体筛查出去。

曾经有位梅奥的医护人员说"梅奥文化吸引的是那些认为'只有当各领域专家倾力合作时，才能为患者提供最优质医疗服务'的人，只有团队合作我们才能做到最好，而且我们大都喜欢这样的工作方式。当得知通过不同领域专家的团队合作，使得问题得以解决时，这让我们感觉就像击出了本垒打一样畅快"。这段话语清晰地描绘出了梅奥人乐忠于团队合作的原因。首先，团队合作的终极目的还是回归了梅奥诊所的核心价值观——患者需求至上，为患者提供完美的医疗诊治服务，这始终贯穿在梅奥管理体系的核心；其次，团队合作能够更好地解决问题，患者的病患问题往往会涉及许多因素，很多时候需要团队成员通力合作甚至跨科室、跨部门的协作与沟通，因此多成员的知识共享、团队协作能够最大限度地为解决问题做出贡献，而当问题解决时所有付出过努力和贡献的个体都会有发自内心的成就感；最后，团队合作能够促进个体的成长，当个体遇到自我无法解决的问题时，向他人求助通常是最有效的学习方式，在合作过程中，医疗知识得到共享，问题解决方案可以制定，个体也实现了个人的学习和成长。因此，从多个方面讲，梅奥诊所的团队式学习存在着多方面利处，可以说团队合作是梅奥人的唯一选择。

从另一方面看，医疗服务工作者往往面临更多的疾病、痛苦、死亡，由此带来的负面情绪往往是一个人无法独自承担的，而这种情况在梅奥诊所更加严峻。前来梅奥就诊的病患基本都是疑难杂症，而且梅奥通常会被视为是最后的希望。此时，团队合作不仅是梅奥诊所一体化、多专业化的医疗服务战略诉求的需要，更重要的是面对疑难杂症必须要由医生们通力合作。此外，团队合作也为梅奥医护人员的发展提供了更为广阔的空间，这个更广阔的空间在于医护人员可以通过团队合作跳出自己专长局限的领域，去寻找更多的专业可能性，既可以让医护人员在团队中更好地发挥自己的能力，又可以让他们从其他角度审视自己的发展。的确，很多组织都会帮助员工探寻个体的发展方向，但是在梅奥，员工可以有更多的期待和可能性，因为不间断的团队合作是一条易于成长的道路。

在医学专业的学者看来，梅奥诊所既是一家治疗患者疾病、提供极致服务的医疗服务组织，又是一家负责培训新医生的教学机构，同时还是一个鼓励员工互相学习的交流平台。曾经有实习医生在完成梅奥实习培训后感慨地说"每天各个医学领域的专家都会检查我写的临床记录、测试和用药情况。如果出现差错，他们就会打电话给我，使我得到改进"，这种互相学习的机制设计也让越来越多的年轻医护人员向往梅奥，因为在这里，不仅可以实现自己在专业上的个人成就，还能够提升自己的综合素质，这种价值是无法估量的。

3. 医疗改革与创新：综合医疗实践与综合医疗记录

就诊记录是医疗服务组织的重要信息来源，良好完整的就诊记录能够让诊断医生第一时间获取病患最清晰和最准确的健康信息。早在梅奥诊所成立初期，梅奥兄弟就已经十分重视并着手组建梅奥的就诊记录体系，但由于当时信息的散乱性比较严重，加上手写记录的滞后性与不易保存性，个体的就诊记录往往分散在各个科室，无法做到整合性医疗诊断记录，而这也进一步凸显了各个科室区分治疗会出现的问题。1901年亨利·普拉莫医生加入梅奥，着手进行了一系列关于病患就诊记录以及病历系统的改革与创新工作。

从内容上看，这个改革主要是针对病历划分的管理模式进行革新，以往患者在每一个科室进行疾病诊断均是单独建立病历记录，改革后则是按照患者进行病历划分，这样就能够从更加全面的信息来源看待个体的病患情况，其与现代医疗服务组织中的病历管理模式也是一致的。经过实践证明，综合医疗记录（基于个体为核心）已经成为保证梅奥诊所质量的强大驱动力，后续电子病历系统的应用也进一步简化了病历管理模式。同时，综合医疗实践与综合医疗记录也有助于梅奥诊所的团队合作，通过改革与创新，不同专业领域的医护人员可以从更综合的角度出发，为病患提供更全面的医疗服务。

（二）医生领导力：医生—管理者协作的团队领导模式

领导存在于每一个组织中，但是具体的表现又各不相同。梅奥诊所的领导力体系也经历了一个由权威命令式到团队协作式的变革。在诊所成立初期，梅奥兄弟以命令、控制为特点的权威式管理给企业的运作带来了强有力的驱动力，随着诊所规模的扩大以及边界的开放性逐渐提升，具有广泛合作和协作的团队式领导方式（又称为梅奥诊所的主要领导形式）开始出现，并且有了更加多样化的体现。

1.合伙人领导：医生—管理者协同

梅奥诊所从成立之初就是合伙人制，19世纪末期，梅奥家族加上其他两位医生共同组建了梅奥诊所，后续由于种种原因，各位合伙人开始思考领导者继任计划，并采取了一系列步骤，如合伙人的既有财产分离出来，仅将诊所收入作为共有合伙资产；创立梅奥资产协会，规定诊所业务中得到的净收益应该使患者和社区收益，而并非为了健康服务的提供者增加收入；逐步向理事会转变，诊所在20世纪20年代开始由粗放式的简单管理向精细化管理过渡；通过委员会制度让所有合伙人参与到管理中去。不过，梅奥虽然不断创新自己的管理模式，但是诊所始终以医生为领导者，并采取医生—管理者协同合作的方式进行管理，取得了较好的效果。

医生与管理者在管理方面的侧重点不同，梅奥医生是秉承"患者需求至上"的理念进行医护服务的，而管理者则需要对股东负责，要保证组织运行的效率以及适当的收入。当然，这种理念上的差别也会进一步带来行为上的不同，而两者的合作也会扬长避短，实现双赢。梅奥的医生—管理者协同的合伙人领导体系有一系列益处。首先，医生—管理者协同制度能够让医生不受外界的影响，有更多的时间和精力为患者提供医疗服务，从而保证了"患者需求至上"价值观的践行；其次，医生—管理者协同制度有助于让医生为管理者提供专业的临床医学诊疗建议，而管理者则带来了丰富的管理经验，两者相得益彰、互相补充，共同为提升诊所的效率而贡献。

的确，双头领导与传统经典的管理学知识相悖，如何协调医生与管理者的矛盾是能否顺利推行医生—管理者合伙领导体系的关键所在，而医生—管理者协同制度的有效运行也取决于两者配合的艺术性。梅奥诊所在这一方面也做了一系列探索，如为确保这一制度的有效运行，梅奥会充分考虑两个位置的人选安排，尽可能地让二者协作通畅。如果医生主管是年轻的或者新任命的，那么诊所就会搭配一个经验丰富的管理者；相应的，如果医生主管的经验非常丰富，诊所就会匹配一个相对年轻的运营领导，这种机制能够以老带新，并且尽量避免双头领导出现矛盾。如果遇到双头领导产生分歧的情况，诊所会从更高

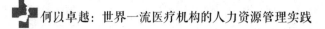

层次分析这种问题，并会考虑重新调配人员。

尽管医生—管理者的合伙制领导体系并不适用于所有组织，且需要各种外部条件对其进行保障，但其在梅奥的发展历史中确实发挥了非常重要的作用，也培养了众多领导人才。

2. 医生领导—行政领导：各有侧重的管理体系

在该制度情境下，医生领导者和行政领导者各司其职，互相配合。

医生领导者是从专业从事医疗服务的医护人员中提拔来的，而医疗服务组织领导体系的基础就是要有足够专业的知识体系，所以，梅奥医生担任领导的首要条件就是专业能力过硬。不过，梅奥诊所的领导者经常被视为"不情愿的领导者"，这是因为要成为领导者，就必须在专业领域中放弃和牺牲一部分他们亲手创建的学术成就。因此，诊所也不会特别鼓励医生转型从事管理工作，如果一个医生对管理表现出过高的热情，那么他被拒绝担任管理者的可能性也会很高。梅奥认为，如果过多的医生选择从事管理工作，纯粹的医疗服务组织就会变得过于行政化。所以其会在制度设计中也有所注意，任期结束的医生领导者还需要返回到原专业岗位上去，继续学习、精进原有的专业技能。

医疗服务组织中行政领导的管理者则独具特色。梅奥的管理者必须能够适应医生的工作，并与之形成互补，与此同时，他们也需要参与其中，与团队一同分享帮助患者的喜悦。梅奥的管理人员在正式承担管理事务前，会在一些关键部门进行轮岗或查看，经历试用期的打磨训练，并通过特殊的职业通道进入到管理团队中，以此来熟悉梅奥的基本运作流程。一般来说，行政性管理岗位的获取通道有三种：一是直接从 MBA 或 MHA 培训项目中获得；二是在同行业中有过相应的管理经验；三是在梅奥诊所的一个临床岗位上有过优秀的表现。

尽管医生领导与行政领导分属于两个系统，很有可能会带来多头领导、管理矛盾的现象，但是梅奥采用了多种措施应对可能出现的问题，以此保障医生—管理者协作系统能够有效运转。

3.组织领导力：团队取代个体

梅奥从成立之初就采用合伙领导制，最初梅奥兄弟担心合伙人的健康或意外问题会影响到诊所的正常运转，但在经历一系列改革后，梅奥逐渐建立了基于医生—管理者协作的团队式领导模式，委员会和理事会制度的建立让更多人参与到了管理决策中，而集体协商与委员会管理体系的完善更是为梅奥诊所培养出了不少接班人。在如何最大可能保证决策正确性的问题上，梅奥人用"团队协作"的理念走出了一条独特之路。

（三）独具一格的薪酬激励机制：纯薪金制与同岗同酬

无论是组织的发展壮大，还是经济效益的提升，都离不开源源不断的人才涌入。梅奥独特的人才招聘体系不仅为诊所提供了不竭的发展动力，还准确地服务于梅奥核心价值观体系的践行，更为其管理体系的设计添砖加瓦，特别是薪酬体系的建立。梅奥兄弟所创设的纯薪金制，一方面让诊所的医护人员明确自己的使命是为患者和社区创造利益，而非个人收益；另一方面也让患者放心，相信梅奥医护人员可以从自身病症着手进行治疗，而非经济利益。

梅奥诊所的薪酬体系与传统的薪酬制度有较大差异，这种差异体现在以下几个方面：首先，梅奥采取同岗同酬制度，即对从事同样工作的医生团队实行同一水平的薪酬，没有岗位、等级的影响；其次，消除其他因素对年薪的影响，诊所内医护人员的年薪与门诊量、手术量、科研产出、绩效表现、医疗质量等均没有关系，也就是说在梅奥，所有医生能拿到的年薪几乎是一样的；最后，背离了多劳多得的激励原则，梅奥的薪酬体系并不强调和鼓励多劳多得，相反，诊所医护人员薪酬在 6 年内达到最高目标时，薪酬将会稳定维持在这个数额。这的确与传统的薪酬体系设计原则相悖，但是在梅奥却得到了很好的应用。

1.同岗同酬制度：充分调研基础上的相对公正

梅奥的薪酬体系往往会充分考虑行业中的基本薪酬状况，特别是在制定薪酬之前会经过详细的论证，并考察数额的商业可行性，所以梅奥医护人员最终拿到的薪酬多是基于其他学术医疗中心、医生市场以及其他同行业竞争者的薪酬总体情况而决定的。在梅奥管理层面，会有专门的委员对薪酬体系设计进行监督，以此保证薪酬的相对竞争性。值得一提的是，尽管梅奥诊所医护人员的工资上涨空间是可以预见的，且与本身的绩效、就诊量等没有明显关联，但医生整体拿到的薪酬在同行中仍然具有较高的竞争力，这也是这套制度持续执行的原因之一。

不过，梅奥虽采取同岗同酬制度，但科室性质的不同也会导致医生薪酬收入有所差别，如内科和外科的医生薪资就不在同一水平线上。而按照诊所的薪酬政策，新员工的薪酬构成是依据一个预设的目标年薪，第一年拿预设年薪的60%，之后依此类推会在第五年拿到预设的目标薪资，员工一旦达到目标薪酬，他的资历、技术水平、专业技能等都会再次提升。为了缓解这种科室间有薪资差别的问题，梅奥会为达到目标薪酬的员工提供更多的假期，并且会增加另外一套学术评价体系来提升他的医护价值。当然，并不是所有医疗服务组织都认可和采纳梅奥的这套薪酬体系，有很多学者指出，这样的薪酬制度不考虑医护人员的资历、技术、专业、科研，更像是"大锅饭"式的薪酬体系，违背了薪酬设计的基本原则。但是在梅奥，这套体系依旧在执行并发挥着重要作用，这也是值得其他组织管理研究者反思的一点。

2. 多因素驱动：医疗、教育、管理三驾马车

对于梅奥人来说，影响其薪酬较大的因素一般是整个行业中的薪资水平，尽管"大锅饭"式的薪酬体系经常被人诟病，但整体上看，因为梅奥会在充分调研行业基本情况的基础上明确数额，所以其薪酬水平极具行业竞争力。

而且，梅奥诊所的医护人员并非只由薪酬这一单一因素驱动前行，梅奥内部并存着多种多样的激励模式。如前文讲到的学术评价体系，是在医疗教育和研究中的评价，这种等级式的评价有巨大的潜在价值，是对医护人员能力的肯定与期待。还有，在医疗、教育与管理三个从业方向中，梅奥人至少可以在其中一个领域有所建树，因此他们的动力也并非只有金钱要素。

梅奥的医护人员曾对诊所的薪资体系进行考察和分析，最终得出一个结论：一种基于工作效率的薪资体系并不一定会大幅提高医生的工作效率，但是

这种体系很可能会给梅奥文化造成无法修补的损害。正如上文所述，梅奥的薪资体系并非单纯依赖于工作效率，因此这对医护人员的工作效率影响不大，但是这种看似竞争性极弱的薪酬体系却能维护稳定的团结和信任的氛围，实现了梅奥进行管理活动的一大目标，这是其他薪酬体系所不能比拟的。

此外，梅奥还会设置一些精神奖励，如 Rochester 分院设立了 Karis（希腊语，意指关怀备至）季度奖，专门表彰为病人提供良好服务的员工，全院所有员工均有资格角逐这一奖项，可以由同事、病人或家属提名，而且对提名者的身份保密，以避免政治因素影响评选过程。1999 年的一位获奖者是世界著名的结肠直肠外科医生，获得过多项科研大奖。在颁奖午宴上，他告诉在座的人，在他取得的所有奖项中，他最珍视的就是 Karis 奖。他说："这是我有生以来第一次作为一个真正的好医生获得大奖。"如此看来，这样的精神奖励不仅能够弘扬医院的价值观，还能让人们深深体会到价值观对于梅奥医院的成功是多么重要，并以此为傲，继续奋斗。

3. 独特且有用：梅奥薪酬体系的另一番滋味

梅奥诊所的薪酬制度能突破重重考验，持续发挥作用，可能与如下原因有着密切的关系。首先，梅奥诊所的文化决定了每一位梅奥人都在从事一份光荣的事业，而这种事业带来的成就感是金钱无法代替的，患者需求至上、为每一位患者提供最完美的医护服务，为患者和社区创造价值，这是一件值得骄傲的事情；其次，传统的多劳多得在医疗服务组织中并不一定有效，按照常规的绩效与薪酬体系，一个医生的门诊量、手术量越多，他拿到的薪水就会越多，这往往会违背医院组织的初衷，因为某些医生会为了多谋取个人利益而忽视病人的健康状况。梅奥的纯薪水制则在一定程度上解决了这一难题，让医生不再关注门诊量和手术量，而是真正关注服务病人；最后，除了薪水体系外，梅奥会通过其他体系对一个医护人员的贡献进行判定，如多样化的奖项、学术评价体系、医生—管理者协作管理体系等，这些制度为医护人员未来的职业发展提供了潜在的平台，单纯的现金奖励是无法达到这种效果的。

（四）"德"才兼备的招聘体系：价值观与专业技能的统筹

梅奥诊所有一种独特的组织魅力，吸引着万千有识之士竞相向往，但是梅奥也有着自己独特的标准对人才进行判断，简单可以概括为"德"才兼备，当然，这里的"德"并非中文语境中的道德、德行，而是要符合梅奥的价值观。梅奥对人才的判断，最重要的就是他的价值观是否与梅奥相契合，是否可以融入梅奥的文化中，其次才是与之相匹配的专业技能。

有研究者这样评价梅奥令人叹服的价值观传承："几代梅奥人都是这样的员工，他们的个人价值观与组织价值观协调一致，他们的才能与他人浑然一体，从而一起为患者提供人性关怀。"这句评语点到了梅奥诊所的两个特点，一是团队学习、协作共享；二是价值观一致。前者我们已经介绍过了，在价值观一致这部分，一个重要的内容和渠道就是通过招聘来寻找志同道合之人。

1. 价值观先行的招聘系统：你是否是志同道合的梅奥人？

在招聘的时候，应聘者是否符合梅奥的价值观体系、是否属于志同道合之人是判断是否聘任的前提和基础。所以，梅奥往往会花费大量的时间去找寻符合其价值观的人才，如梅奥的管理人才可能会花大半年的时间单独工作，直到找到能够相互配合的医生领导者。

梅奥诊所的招聘流程一般要经历至少两轮的筛选和面试。首先是人力资源经理初步筛选简历，并从中选取 3~4 个人组成一组，接下来会有诊所 4~8 个人组成的面试小组进行深入面试，往往 3~4 个人的小组至多留下一个。在小组面试时的核心环节中，应聘者需要回答一些基于梅奥基本价值观和岗位技能而提出的问题，90 分钟的面试时间里，小组成员会对所有的回答进行判断和评分，并以此为依据决定是否聘用。而在一些更加注重专业技能的岗位招聘时，会专门设定一些情境来测试应聘者。当然，并非所有招聘过程都是如此，梅奥也会通过自己的培训体系选拔人才，这些选拔都会围绕梅奥价值观进行，并且高度关注申请人的服务理念。

2. 残酷竞聘：要么融入梅奥，要么离开梅奥

正如一位有着近 40 年工作经验的梅奥管理人所说"梅奥不会为你而改变，

某些东西你必须去适应",所以,应聘者往往只有两个选择——融入梅奥或者离开梅奥。因为梅奥文化的强大和蓬勃,很少有人会成为其文化变革的成功者,因此与其说改造他,倒不如去适应他、融入他。

梅奥在培训模式下的招聘,非常注重人性化。诊所会设置正式和非正式的辅导项目,让受训对象逐渐熟悉并适应梅奥的核心价值观。培训过程一般会以一些特定的情景或案例展开,经验丰富的同事会以梅奥人的口吻告知这种情景该怎么处理。这种非正式的工作方式是很多新员工进入梅奥的主要形式。

当然,寻找志同道合之人,并不是意味着要让梅奥人变成完全一样的克隆体,也不是让所有梅奥人对梅奥文化进行追捧和赞许,每个人都有权利依照自己的理解阐释梅奥精神,但是前提必须是对"患者需求至上"这一核心价值观的认可。

也会有很多应聘者、培训者不能认可、理解梅奥的核心价值观,或者不能将梅奥的核心价值观理念与所在工作岗位的职责相连接,这些人往往会被踢出梅奥,也有一部分人会主动离职。这种现象是残酷的,也是无奈的。

3. 价值观之外:有才之士

在价值观之外,梅奥也会关注应聘人员的基本素质和专业技能,价值观正确和能力出众都是梅奥在招聘中关注的重点。尽管"梅奥三盾"涵盖了医疗、教育和研究,但是对于梅奥的招聘而言,应聘者最重要的才能就是医疗的临床实践能力,这也是判断一个医生是否称职的首要标准。因为优秀的医疗技能是梅奥赖以发展和成长的人力资本,任何研究者或教育者都不能替代。当然,梅奥除关注应聘者现在的能力和状态外,还会特别关注其学习和成长能力,并判断未来的工作状态。也就是说,尽管梅奥诊所对应聘者的专业技能期望较高,但是他们更加看重应聘者在工作岗位实践中的潜力。

在才能方面,梅奥也一直关注对技术型员工的培训。有研究者对梅奥的培训课程进行过统计,一般会包括领导方式变革、掌握挑战性谈话的技巧、回答有关薪水的问题、致癌的原因、个人成长目标设定等,除此之外,与岗位相关的专业技能培训也会列示其中。由此可见,梅奥招聘、培训体系之健全不亚于

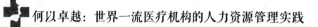

其价值观体系，他是真正地在关注人才、培养人才、助力人才。

四、总结与启示

百余年历史的梅奥诊所如今依旧散发着迷人的芬芳，除了诊所这一巨大瑰宝外，梅奥兄弟的管理理念、制度规范也都非常值得后人研究和学习。本篇案例从梅奥诊所的历史与发展入手，首先介绍了梅奥的核心价值观，接着对梅奥卓越的人力资源管理实践进行了较为系统的说明，由于篇幅和精力有限，本篇案例并不能囊括梅奥所有的优秀管理实践，但我们可以通过此案例对梅奥的经营之道以及人力资本管理策略进行简单了解。随着环境的变化与技术的革新，现代医疗服务组织的管理也面临着诸多挑战与困难，重新回顾梅奥诊所的优秀管理实践，或许能够对医疗服务组织的改革与创新有所裨益。

日本顺天堂大学医学部附属顺天堂医院

一、顺天堂医院基本概况

（一）顺天堂医院简介

顺天堂大学医学部附属顺天堂医院（Juntendo University Hospital）（以下简称"顺天堂医院"）自成立以来便致力于在满足患者期望的同时提供安全的医疗服务，它是日本历史悠久的西洋医学代表，是日本首个获得国际联合委员会认证的医疗机构，更是日本综合排名第一的医院。

顺天堂大学是一所医科专门大学，目前拥有6个学部，3个研究科以及6所医学部附属医院，分别是医学部、运动健康学部、医疗护理学部、保健护理学部、国际教养学部和保健医疗学部；医学研究科、体育健康科学研究科和医疗看护学研究科；顺天堂医院、静冈医院、浦安医院、越谷医院、东京江东高龄者医院和练马医院。其中，顺天堂医院是最主要、最核心的机构。

顺天堂医院地理位置极为优越，位于东京市中心，医院拥有床位数共1020张，每年住院病人达30万人以上，平均每日有将近1000人入院。门诊病人每年更是超过100万人次，平均每天有将近4000人前来看病。医院设立了包括脑血管内科、糖尿病内分泌代谢内科、消化外科、内分泌外科、头颈部外科、心血管外科、脑神经外科、肝胆胰外科、妇科、放射线肿瘤科、病理诊断科、精神神经科等在内的39个科室，具备先进的医疗设备与医疗技术。其中顺天堂医院的优势科目主要体现在神经科、心脏外科、呼吸科、儿童科和肿瘤内科，具体描述如表4-1所示。

表 4-1　顺天堂医院优势科室介绍

科室名称	优势介绍
脑神经科	顺天堂医院脑神经科在日本的综合排名处于第一位。仅 2015 年，脑神经外科实施脑肿瘤、脑出血、癫痫等治疗手术达 910 台；脑神经内科接待的患者数为 69 322 人。该科室多位医师在帕金森病治疗方面正进行世界一流的研究。
呼吸科	代表人物铃木健司教授，作为肺癌手术第一人而闻名世界；在早期肺癌方面，引入了尽量保留肺组织、保存术后肺功能的微创缩小手术，并且拥有 5 年生存率 95%、并发症发生率为欧美主要机构的 1/5 左右这样非常骄人的成绩；可日常进行扩大手术和微创胸腔镜手术两种极端手术；针对扩散性癌症，除了采用最先进的化学疗法及免疫法外，不断推进包括分子靶向药物在内的个性医疗。
儿童科	顺天堂医院的儿童外科在日本独占鳌头，拥有高水平的医疗团队，代表人物山高笃行特任教授开创了日本儿童内窥镜手术，成功医治疑难杂症超过 1 万例。
心脏外科	顺天堂医院在心脏方面处于日本顶尖水平，曾于 2012 为 78 岁的日本明仁天皇实施了心脏冠状动脉搭桥手术，治疗结果受到了天皇很高的肯定和评价。
肿瘤内科	2015 年，在顺天堂医院食道胃外科实施胃癌食道癌治疗手术的患者数为 304 人；2016 年，在顺天堂医院实施乳癌手术的患者数为 482 人、大肠癌手术的患者数为 253 人。

顺天堂医院一直以先进的医疗技术引领日本医学领域，作为日本综合排名前列的医院，顺天堂硬件设备齐全资源丰富，平均每年能够接待住院病人超过 35 万人次，门诊患者更是高达 120 多万人次，治疗经验丰富。目前顺天堂医院在日本拥有高水平的医疗技能和医疗团队，是日本皇室和政界领导人最信任的医院之一。2012 年 2 月，78 岁的日本明仁天皇接受了顺天堂医院心脏外科专家天野笃教授主刀的心脏冠状动脉搭桥手术，获得了天皇的高度肯定和评价。

（二）历史沿革

顺天堂距今已有 180 年的历史，从创立之初小的药学学堂，到后来引进西方医学，再到扩大学堂规模建立自己的医疗机构，最后形成了今天的顺天堂。这 180 年间的历史沿革大体分为五个阶段：

第一阶段：普及兰方，药研堀的和田塾。1838 年，佐藤泰然在江户药研堀创办兰学塾（和田塾），这是顺天堂的前身。

第二阶段：引进新外科和吸收西方文化。1843 年，佐藤泰然在佐仓本町创办顺天堂,"顺天堂"的名称由此开始,沿用至今;1859 年,佐藤泰然隐居,被其领养的佐藤尚中,成为顺天堂的第二代堂主;1873~1875 年,佐藤尚中在下谷炼堀町和汤岛陆续开设了顺天堂尚中医院、顺天堂下谷医院和顺天堂汤岛医院;1887~1896 年,顺天堂医事研究杂志《顺天医务研究会》创刊,顺天堂工会组织成立,顺天堂护士学校开设;1906 年,新的顺天堂本院竣工。

第三阶段:新医院的建立和灾后重建。1920 年,佐藤达次郎担任顺天堂医院院长;1927 年,顺天堂新医院在地震火灾后重建完成。

第四阶段:从医院到大学建立医学教育。1943 年,财团法人顺天堂医学专业学校项目得到政府批准;1946 年,财团法人顺天堂医科大学正式建成;1947 年,顺天堂医科大学预科在千叶县习志野市开设。

第五阶段:顺天堂医院近代的发展。1964 年,顺天堂医院 3 号馆建成,并设立了日本第一个 ICU 中心;1972 年,顺天堂医院新馆竣工;1993 年,顺天堂医院 1 号馆建成;2006 年,顺天堂医院乳腺中心、顺天堂心脏中心和顺天堂康复中心建成;2007 年,顺天堂医院癌症治疗中心建成;2012 年,日本明仁天皇在顺天堂医院接受心脏手术治疗取得成功使得顺天堂医院名声大噪。

从顺天堂的历史沿革可以看出,顺天堂的发展并不是一帆风顺的,由最初建立的日本传统医学的教育,转向学习和引进西方先进医学技术,这是一个重要的转变,是顺天堂发展的基石。在随后的发展过程中,顺天堂经受着时代的考验和自然灾害的侵蚀,其主体建筑经历着建成、毁坏、再建成的过程,最终顺天堂还是凭借在日本领先的医疗水准在众多的医院中脱颖而出,成为一所在日本以及世界范围内名望极高的医疗机构。

(三)顺天堂医院的基本方针、职业道德以及患者的权利

顺天堂医院基于自身的经营理念和坚守原则,以及总结数年经营当中的经验,形成了一套全体医护人员应当遵循的基本方针和职业道德,明确了一系列所有患者可以在顺天堂医院享有的权利。

顺天堂医院所遵循的基本方针有:(1)为每位患者提供安全而科学的先进医疗服务;(2)为患者和家属提供舒心的服务;(3)为患者提供安心舒适的疗

养环境；（4）作为特定机能医院，积极开发和引进先进医疗条件，提供高品质的医疗技术服务；（5）肩负急救医疗和家庭护理的职责，作为灾害救助定点医院，贡献于社区医疗；（6）推进节能和生态保护、致力于保全环境。

职业道德：顺天堂医院的医护人员须有设身处地的体恤之情和仁爱之心，提供以患者为中心的医疗服务。其所必备的职业道德包含：（1）肩负职业的尊严和责任，努力掌握医疗知识和技术，为医疗的进步和发展做出贡献；（2）全体职员以医疗安全和温馨服务为本，尽心尽力为每一位患者提供最先进、最高品质的医疗服务；（3）尊重患者隐私和遵守保密义务；（4）力争建立相互尊敬、密切合作的医疗队伍。

顺天堂医院患者所享有的权利包括：（1）患者有权平等地接受高品质和安全的医疗服务；（2）患者有权得到个人人格及价值观受到尊重的医疗服务；（3）患者有权提出自己的要求和意见，并拒绝接受本人不同意的医疗服务；（4）患者有权获得用通俗易懂的语言和方法进行的详细说明和获知相关信息；（5）患者在获得详细说明和获知相关信息的基础上，有权自行选择治疗方法；（7）在诊疗过程中被获悉的患者的个人信息，有权受到保密；（8）患者在选择主治医（经常就诊的医生）推荐的治疗时，为了接受满意的治疗，有权向主治医生以外的医生征求第二诊疗意见。

二、顺天堂人力资源管理实践

顺天堂医院作为日本综合排名第一、世界知名的医院，其优势和发展是组织内部各个部分以企业目标为导向，共同作用的结果，正是顺天堂医院内部各个部分作为发动机共同运转，才使得顺天堂医院这艘巨轮在海洋里稳步前行。这些细分的部分包含了组织工作的流程设计和工作环境设计、组织的结构设计、组织内部以及与外界的沟通、组织中人员的招聘和录用、全体员工的培训、组织成员的绩效评估和企业的社会责任意识等多个方面。任何一个小环节出问题都可能会给整个组织管理和运营等方面造成一定的危害，影响组织运营的效率，从而影响到组织目标的实现。顺天堂医院在这些方面都有其出彩和独特之处，这些也是它在日本众多医院之中居于数一数二地位的重要原因，下面我们详细介绍一下顺天堂医院的出彩和独特之处。

（一）工作设计

工作设计是为了有效实现企业目标、提高企业效率，对工作的内容、方法、环境条件等加以分析和组织，以达到人员、工作、环境最佳配合的过程。

1.就诊流程设计

顺天堂医院的门诊部作为最先与患者接触的部门，始终坚持为患者提供最温暖、最贴心的服务。顺天堂针对患者条件的差异，设计了具有差异性的挂号方式。第一次去顺天堂医院看病的患者会被引导到专门的初诊收付台办理挂号手续，提交病例、介绍信等资料，并且全程有专门的工作人员引领。而多次就诊的患者则可以直接到自助收付机器处根据需要自助挂号。同时，为了本国特殊群体的就诊需求，以及消除国外寻医的患者的语言障碍，顺天堂医院还在门诊部设置了专门的医疗连带室，根据患者需要提供帮助其书写简单的病情介绍的服务。另外，顺天堂医院还为就诊患者开设了提前预约制度，患者可以自主选择主治医生。不仅如此，患者还能够根据自身的实际需求和财务情况，选择接受特殊的先进医疗方案。

顺天堂医院基于关心患者以及顺应科技要求，在就诊流程上做出了许多贴心和温暖的设计。顺天堂医院挂号流程设计的亮点体现在初诊与非初诊患者的差异化挂号程序。对于初诊患者而言，陌生的环境以及身体状况的不佳可能会引起不适和紧张的情绪，此时，工作人员细心的指引和温暖的问候是他们所需要的。因此，人工的初诊收付台便是非常人性化的安排。而对于再诊的患者，挂号的流程已经熟悉，此时，他们最迫切要求的是效率，医院设置的自助挂号机器便能够充分满足他们对于效率的追求。与此同时，医院并没有丢弃对再诊患者的关怀，考虑到患者操作机器时随时可能会遇到问题，医院精心在自助区域安排了工作人员随时准备为患者提供最贴心的帮助。

医院接待的患者多种多样，有国内的也有国外的，为了方便患者能够在医生面前完整地表述自身的身体状况，提高患者接受医生会诊时的效率，顺天堂设置了为患者提供书写病情介绍的医疗连带室。在患者接受医生诊断前帮助其把所有的病症记录下来，能够使医生快速、直观地了解面前患者的病情，一定程度上缩短了医生的会诊时间，提高了医生的会诊效率。

顺天堂医院为患者提供的自主选择主治医生的参与式治疗方式，是一种对患者的尊重和关怀，它能够增强患者的安全感。治病关系着患者的身体状况是否能够恢复，是一件让人紧张和必须慎重对待的大事。患者在接受诊断和治疗前充分了解不同的医生，拥有选择最信任医生的权利，对于患者而言十分重要。这不仅能够让患者体会到院方的尊重，而且还能缓和患者的情绪，得到很大程度的心理慰藉。这也是提高患者满意度、提高医院声誉的重要环节。

顺天堂医院是日本卫生厅指定的具有先进医疗资格的医院，所谓的先进医疗指的是患者购买的普通保险报销范围以外的，对技术具有较高要求的医疗措施。患者对此具备选择的权利，医生会根据患者的实际需求和财务状况提供相应的先进医疗方案的选择。比如胆固醇结膜炎的患者可以选择通过体外循环进行血液净化和药物治疗的治疗方式，减轻肾功能障碍，延长人工透析的期限；因双眼性和先天性产生角膜混浊的角膜抖动等遗传性疾病，可以通过分析与角膜治愈系相关的基因来诊断和治疗病症。这是顺天堂医院又一项个性化服务的体现，在为患者提供基础医疗治疗的同时还为患者争取到了接受更优质治疗的机会，使得医院的治疗技术和范围得到了进一步的扩展，同时也使得医院的目标患者群体得到了一定程度的延伸。

2. 工作环境设计

舒适的工作环境是一个成功企业必不可少的一环，医院也是为广大患者提供服务的场所，其工作环境不仅针对医院员工，更面向前来就诊和治疗的患者。针对医院这一特殊的组织来说，为全体医护人员创造优越的工作环境能够提高员工的满意度和工作效率，减少员工的流失率，提升组织内部的凝聚力。而为医院广大患者提供舒适的环境则更加重要，因为患者不是普通的消费者，其心理状况和身体状况已经受到了一定程度的影响，好的环境能够缓解患者的情绪，提升其对医院的整体评价，创造较高的满意度。对于一所优质的医疗机构来说，医术高超虽然是必要条件，但是环境设计也不能忽视。

走到顺天堂医院的门口，没有熙熙攘攘的人群，也很少见到来去匆匆、神情焦虑的行人，只见门口摆放着几张桌椅供人们休息，以及整齐有序的绿色植物。从外观上来看，它甚至不像我们传统意义上的医院，更像是一家酒店，只有"顺天堂"的招牌提醒着来访者，这就是你要找的医院。候诊大厅里面并未充斥着普通医院随处可以闻见的消毒水的味道，等候的人们安静地坐在候诊大厅的沙发上，井然有序，完全感受不到一丝紧张、凝重的氛围。

除此之外，顺天堂医院在新的建筑设计上也颇费心思。其最新的 B 栋建筑注重节能和舒适度方面的改善，具体措施体现在：采用了清水的独特辐射空调系统，使用循环再造建筑材料，施工过程中管理室内环境，引入节水功能，注重绿化建设等。与此同时，该建筑还采取了商业连续性规划，以确保各种设施在地震等极限情况发生时仍能继续运营，保证了医院整体的安全性和稳定性。院方利用 B 栋建筑所具备符合全球标准的医疗环境优势，为世界范围内的患者提供最优质的服务。

（二）组织结构设计

组织结构设计，就是根据时代和市场的变化，对组织资源进行整合和优化，以确立企业在特定阶段最合理的运行模式，实现组织资源价值最大化和组织绩效最大化。通俗地说，也就是在有限的资源下通过组织结构设计尽可能提升组织整体的执行力和战斗力。

位于东京中心地带的顺天堂医院，面积并不大，用于医疗研究和诊断病情的地方更是有限，因此顺天堂除了引进先进科技，与相关厂家联合研制新一代的医疗机器，大规模使用电子管理系统，实现医疗数据化和信息化之外，还特别注重组织结构的合理化设计，可谓费尽心思。在医疗研究方面，顺天堂在基础研究部门设立共同研究场所，比如中央机器、共同生化、共同病理等供不同的科室共同使用。这样的设计避免了不同科室研究场所和内容的重复设置，避免了研究场所使用率低的情况，这使得顺天堂医院内有限的场地、设备和资金发挥了其最大的效益。在顺天堂医院共同的研究场所里还产生了许多世界领先的研究成果，比如奥村康先生主导的免疫学、木南英纪先生主导的生化学等研究，成绩卓著。特别是小川秀兴先生近年领导组建的大型"变态反应疾病研究中心"和"老年病研究中心"，获得政府的巨额资助，正成为日本乃至世界的研究中心。在诊断病情方面，顺天堂医院为了提高诊断效率和便利复杂病情患者，将临床技能单位的分科不断进行合理化改革，既注意细分又注重综合。医院除了设有综合诊疗科外，相关科室采取就近配置，比如消化内科与消化外科、心脏内科与心脏外科等便设置在同一处，这便是医院建立的"兼科治疗体制"。该体制既方便了相关科室医生的相互学习与探讨，又节省了患者寻找不同科室的时间，还便于相关科室针对复杂病情患者的及时处理。

与此同时，顺天堂医院的行政机构设计的可谓精简，采取的是扁平化的管理模式，各个科室的教授还兼任顺天堂大学各个部门的负责人。后勤部门完全社会化，后勤员工的福利通过货币体现。对职工而言，顺天堂只是工作场所，生活问题自行解决。由此，组织的管理内容相对集中且单纯，集中在医、科、教等部门，故而行政机构精小且高效。

地理位置的优越对顺天堂医院来说既是机遇也是挑战。机遇体现在方便患者前来就诊，周围的设施环境能够满足患者及其家属的日常需求。而挑战则体现在医院规模的限制，医院不能根据患者数量的增长和技术手段的进步随意更改现有的建筑体系。因此，顺天堂医院首先通过技术结构的设计，将医院内的医疗系统和设施设备进行变革，以节省空间等资源的占用。其次，在不同科室的基础研究中求同存异，将可以合并的研究资源整合起来共同使用，将必须区分的研究资源分别设置到位，从而使得研究资源被更加充分合理地利用，并且避免了不必要的空间浪费。最后，在科室的设置、分类以及空间布局方面，充分考虑相应设置的必要性、细分性、综合性，相关科室就近设置，充分发挥整合了各个科室的诊断效率，为复杂患者的病情诊断以及联合会诊提供了便利。

相较于金字塔状的组织形式，扁平化管理是在现代化环境下，企业为解决层级结构的问题而实施的一种管理模式。顺天堂医院作为一个医疗机构，治病救人是关键，组织层级应当越精简越好，层级间的信息传递速度越快越好，冗长的传达链不仅增加不必要的时间成本，其信息失真状况也会更加严重。因此，扁平的层级结构是顺天堂明智的选择。为了保证医疗团队的专业性，顺天堂医院还对其内部组织结构进行了调整，将与医疗关联不大的后勤部门完全划分出去由社会当中的专业团队进行运营和管理，以协调医院整体的运作，同时也为医护人员和患者提供了专业的后勤保障，有利于提高医院整体的运营效率，获得最佳的工作业绩，实现医院的战略目标。

（三）对外沟通

企业的沟通不仅包含组织内部的沟通，还包含组织与外界间的沟通。沟通不仅能够在组织内部指导行动，与组织成员建立关系，在组织内部解释组织文化，还可以使得组织与外界之间建立联系，向外界展示组织形象。

顺天堂医院尤其重视与外界的沟通，与患者之间的接触。顺天堂会将研究成果对外分享，会将其举办的活动和一些措施广泛传播到社会当中，为了与外界沟通的规范性、及时性和准确性，顺天堂专门制定了一套医院的宣传方针，具体内容如下：（1）迅速、正确地向所有人发送信息，包括利用多种宣传媒介的高质量的信息发送、遵守法令和其他规则的信息的处理和发送、公开信息的定期更新等；（2）重视与社会互动的宣传活动；（3）全球范围的宣传活动；（4）发生重大事故或紧急事态时迅速、适当、诚实的宣传应对。

这套宣传方针体现了顺天堂医院非常注重面向日本以及全球的宣传与推广，而且重视与社会的互动，对社会的贡献。同时，这套方针还强调了医院在发生重大事故和紧急事态时的沟通方案，要对公众诚实，不隐瞒事实真相。

顺天堂医院的医生与所治疗患者之间的沟通更令人觉得温暖和被尊重。对于病情较为复杂和严重的患者，顺天堂医院的医生会制定不同的治疗方案，并且在实施治疗方案前会专门邀请患者单独会面。其目的在于让患者在舒服的环境和状态下，细致地分析患者的病情，让患者充分了解自己的身体状况，然后对其讲解不同治疗方案的利弊差别，让患者参与治疗方案的最终决策，也就是顺天堂医院所谓的共同决策。这种方式体现了顺天堂医院对每一位患者的尊重，没有对病情的遮遮掩掩，没有对治疗的随随便便，让患者了解自己，决定自己的命运。

（四）招聘制度

企业招聘是为了填补职位空缺，为企业注入新鲜血液，提高组织竞争力。而企业间不同的招聘制度则决定了不同企业新进员工在背景、素质、业务能力等众多方面的差异。顺天堂医院采用公开招聘制度，没有学派之分，只关注应聘者的能力。为日本明仁天皇进行心脏冠状动脉搭桥手术的现任顺天堂医院院长、心脏外科专家天野笃教授并非是顺天堂大学毕业的学生。

国内外有许多大学的附属医院或者其他普通医院都在实行优先内部保送推选，比如日本一家专门为政府公务员等重要人物服务的虎门医院，就要求前来应聘的医生必须毕业于东京大学医学院，应聘者的简历上甚至都不用写明毕业学校，只需注明哪一年毕业即可。顺天堂医院的公开招聘制度鼓舞了许多并非顺天堂大学毕业的学子，吸引了更多的医疗人才，保证了医院整体的医疗水准。

（五）员工培训

培训是企业人力资源管理的重要内容之一，是维持整个企业有效运转的一种重要手段。培训是为了实现企业的经营目标，是以一种积极的方式管理员工的工具，是增长人力价值的重要投资方式，它还是员工职业发展的助推器。培训对于员工而言，能够帮助其提高职业素养和技能水平，能够改进其工作行为，能够推动其职业发展。培训对于企业而言，可以传播企业文化，增强员工的认同感，可以通过改进员工行为而提高管理和运营的效率，可以帮助企业建立优秀的团队，还可以在消费者之间建立良好的口碑，提高其忠诚度。

顺天堂医院紧随时代与科技的发展，推出新的治疗技术，并且会联合医疗器械公司共同研发新型医疗材料和器械。比如顺天堂的泌尿外科引进了3D手术模拟技术和机器人导航系统，将机器人手术革新为"精准手术"，其泌尿科还为晚期前列腺癌症患者提供分子诊断这一"精准医疗"。由此，顺天堂医院对于医生的培训十分频繁和严格，以确保所有的医生都能够适应不断发展的新技术。此外，顺天堂医院还致力于对外介绍和传播新的医疗研究成果和医疗教育状况，医院会定期举办培训交流会，外院的医生都有机会参与其中，以期为全日本乃至全世界的医疗事业发展做出贡献。

顺天堂作为日本综合排名第一的医院，其医生的业务水平毋庸置疑，更令人惊喜的是医院医护人员对待患者的服务水准。顺天堂医院的服务热情细致，特别是护理质量，有口皆碑。所有患者，不管是名流政要还是普通百姓都可以享受优质的医疗服务，故深受各界人士欢迎。不难理解，在日本医院普遍赤字的情况下，而顺天堂总保持着经营收益。

顺天堂很早便开设了自己的护理学校，现今的顺天堂大学里的护理学部是其重要的组成部分，已经超过 130 年的历史。顺天堂针对护理人员的培训意识很早便已显现，优质的服务，贴心的关怀不是一朝一夕就能实现的。

在顺天堂医院，每一位医护人员都遵循着"仁"之理念，都怀有设身处地的体恤之情和仁爱之心，其护理宗旨是把每一位患者当作自己的家人看待。因此，在顺天堂，你可以看到为了方便与患者沟通而半跪着的护士；你可以接触到诊疗未结束，即使到了吃饭时间也不会丢下病人的医生；你可以体会到从接诊到术后全程跟随的温暖；你能够感受到逐字逐句为你细致解答绝不敷衍的耐心；你还能观察到为看病的孩子们提供玩耍、休息和学习设施的儿科病房的贴心。

（六）绩效评价

绩效评价是企业用以考察员工在实际工作中的绩效产出情况和绩效完成效果的重要过程，它还能作为薪酬管理、员工奖惩的依据。作为一个向患者提供服务的机构，顺天堂医院深知考察全体员工绩效的重要依据是来自患者们的反馈。因此，顺天堂医院从 1994 年便开始实施患者满意度调查，以明确患者医治过程中各个环节人员是否提供了恰当的服务，是否体现了对患者的尊重，同时通过此举还可以收集广大患者的意见和建议，从而进一步地改善医疗服务和提升服务质量。

（七）社会责任

企业社会责任是指企业在创造利润、对股东和员工承担法律责任的同时，还要承担对消费者、社区和环境的责任。企业的发展离不开社会，企业是社会整体的一部分，企业在自身经济利益之外，还应当考虑社会的利益以及其他利益相关者的利益，应当要在生产过程中体现对人的价值的关注，强调对环境、消费者、对社会的贡献。

顺天堂人遵循顺应天道，主张尊重自然、人与自然和谐统一的思想。顺天堂医院重视员工，注重对员工的培训，提高其业务水平，成为名副其实的医疗人才，帮助其职业生涯的发展。顺天堂医院定期为大众免费提供医学知识推广和科普类的讲座和咨询会，比如遗传性基因问题、医疗美容问题等。这些都是顺天堂医院社会责任意识的体现。

综上，顺天堂医院的成功并不是偶然，作为一个组织整体，任何一块组织短板都会影响组织的进步和发展。顺天堂医院除了在其核心业务，也就是医学研究上的不断进步和经验积累，其合理的工作流程、舒适的工作环境、高效的组织结构、及时的工作培训、开放的招聘制度、公平的绩效评估以及自觉承担着的企业社会责任等方方面面最终成就了顺天堂。

三、总结与启示

拥有着悠久建院（建校）历史的顺天堂在近 200 年的发展历程中，积累了丰富的医疗诊治经验，也在流程管理、医患关系、医生培养等方面构建了独有的优势。

（一）顺畅的流程设计

顺畅的流程设计是医院提升诊治效率、病患满意度提升的基础。顺天堂通过针对不同诊治经验的患者设计了差异化的就诊流程，在为患者提供基础医疗治疗的同时还为患者争取到了接受更优质治疗的机会，使得医院的治疗技术和范围得到了进一步的扩展。而悉心的工作环境设计也让患者有了别样的感觉，降低了患者走进医院的压迫感和不舒适，从而有助于提升患者的医治意愿和康复可能性，提升患者的就诊满意度。

（二）良好沟通体系与机制设计

良好沟通是构建良好医患关系、维持医院良好社会声誉的催化剂。一方面，顺天堂重视与社会的互动和对社会的贡献。同时，这套方针还强调了医院在发生重大事故和紧急事态时的沟通方案，要对公众诚实，不隐瞒事实真相，这体现出顺天堂的对外沟通艺术；另一方面，顺天堂也高度关注医患沟通，顺天堂医院的医生与所治疗患者之间的沟通更令人觉得温暖和被尊重。针对病情不同的患者，顺天堂医院的医生会制订不同的治疗方案，并且在实施治疗方案前会专门邀请患者单独会面，这也极大缓解了医患间沟通不畅所带来的问题。

（三）可持续的人才管理机制

医生人才的选用育留是医院组织持续发展的不竭动力。顺天堂高度重视对人才的管理，深谙人力资源是企业发展动力之道，在招聘、培训、绩效考核等方面均有着丰富且独到的管理经验，顺天堂对医生所关注的诉求非常了解，强大的医生人力资本是顺天堂得以延续和不断发展的保障。

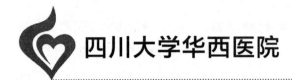

四川大学华西医院

一、百年华西医院基本概况

（一）历史追溯

四川大学华西医院至今已有一百二十多年历史了，期间数度易名，现如今全名为"四川大学华西医院"。华西医院最早起源于美国、加拿大、英国等国基督教会1892年在成都创建的仁济、存仁医院；1914年创建的华西协和大学医科，是多国教会按照西方医学教育模式建立的医学院，后成为华西临床医学院。后来抗日战争爆发，内地多所大学迁到成都，与华西协和大学联合办学办医。直到1946年，华西协和大学医院在现址全部建成，简称华西医院。

中华人民共和国成立后，政府接管华西协和大学；1953年，经院系调整为四川医学院，医院更名为四川医学院附属医院；1985年，四川医学院更名为华西医科大学，医院更名为华西医科大学附属第一医院；2000年，四川大学与华西医科大学合并，2001年5月，学院/医院更名为四川大学华西临床医学院/华西医院。

（二）医院特色与地位

如今的华西医院，学科门类齐全、师资力量雄厚、医疗技术精湛、诊疗设备先进、科研实力强大，是历代华西人通过一百二十多年的不懈努力，特别是经过改革开放以来的飞速发展，建成了当今中国一流、世界知名的四川大学华西临床医学院——华西医院。在复旦大学中国最佳专科声誉和最佳医院排行榜上，连续 10 年名列全国第二，仅次于北京协和医院。

在学科和人才队伍建设方面，华西医院现有教育部国家重点学科 9 个，重点培育学科 2 个；有国家卫生计生委国家临床重点专科 32 个，数量名列全国医院第一。华西医院现有两院院士 1 人，973 首席科学家 3 人，国家杰出青年科学基金获得者 13 人，人才储备丰富，为华西医院的后续发展提供坚实的保障。

医疗方面，华西医院是中国西部疑难危急重症诊疗的国家级中心，医疗水平处于全国先进行列。现有 21 个省级医疗质控中心，46 个临床科室，9 个医技科室；门诊设专科、专病门诊 200 余种，最高日门急诊量 20 000 余人次；有标准手术室 99 间，日均外科手术 500 余台；现有多种当今世界上最先进的诊疗设备，设备总值达 22 亿元。除此之外，医院近年来不断创新优化门诊预约体系、多学科联合门诊、通科门诊、日间手术流程等医疗服务模式，患者就医体验和满意度持续提升。

（三）学科教育

教学方面，华西临床医学院是中国著名的高等医学学府，有完整的在校教育、毕业后教育和继续医学教育体系。其中本科设有 6 个专业，研究生教育有临床医学、中西医结合、护理学 4 个一级学科博士学位授权资格，全院共有博士学位点 42 个、硕士学位点 44 个、博士后流动站 8 个。同时，华西医院是中国内地率先开展面向社会的住院医师规范化培训，目前已经拓展到规范化住院药师、住院技师和住院护士培训。十余年来为全国，特别是西部地区培养输送大量三基扎实、素质过硬的高水平医学人才。

科研方面，华西医院是中国重要的医学科学研究和技术创新的国家级基地，在多个排行榜中华西医院都占据榜首。如连续 6 年在中国医学科学院医学信息研究所发布的"中国医院科技影响力排行榜"上排名全国第一；在复旦大学中国最佳医院排行榜上，科研得分连续 10 年名列全国第一。医院现有国家及省部级重点实验室 39 个、基础研究实验室 38 个，年均科研项目经费超过 2 亿元。近五年来获得包括国家自然科学奖二等奖在内的各级政府科技奖 80 余项，申请专利 600 余项，已获专利授权 400 余项，发表科技论文在全国医疗机构中长期名列前茅，其中被 SCI 和 MEDLINE 收录并表现不俗的科技论文数量连续多年名列全国第一。

目前，华西医院已逐步形成了一条专业从事医药成果转化的华西转化医学研究链。2012 年成为国家科技部"国家技术转移示范机构"，整合"政—产—学—研—资—用"转化医学资源优势，搭建了面向全国、开放的技术转移服务平台，加速医药科技成果转化；医院依托国家重点实验室等平台，构建了从原始研发到生产流通的新药创制的创新产业服务链。

（四）组织结构

华西医院的组织结构按照党委和行政分为两部分，具体结构（见图 5-1，图·5-2）如下。

（五）创新改革

华西医院能达到如今的管理水平和科研成果，不能不提带领华西医院进行持续不断创新的院长石应康。1993 年，被任命为华西医院院长的石应康与自己的同学郑尚维（时任华西医院党委书记）组成搭档，开启了中国医院管理改革的先幕。当时的医疗行业，传统行政管理制约着医院创新，新旧观念的碰撞，管理方式的落后，这些困难都考验着这位年轻的新上任院长。不只是管理方式，当时的硬件水平也急需提升。医院想要建新楼，单靠政府拨款完全不够用。石应康在推行开源节流的同时想趁机用全新的管理理念盘活医院，来推进医疗、科研、教学的融合发展。开源节流就从后勤入手，进行成本控制，后勤改革就是石应康开启医院管理改革的第一把火，从此华西医院的大大小小改革创新应接不暇，并持续到今。

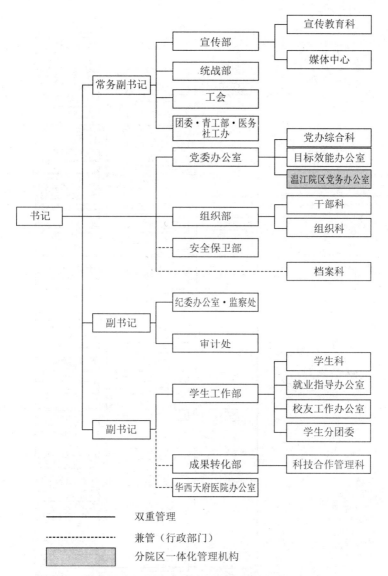

图 5-1 华西医院党委部分组织架构图（图来源于官方网站）

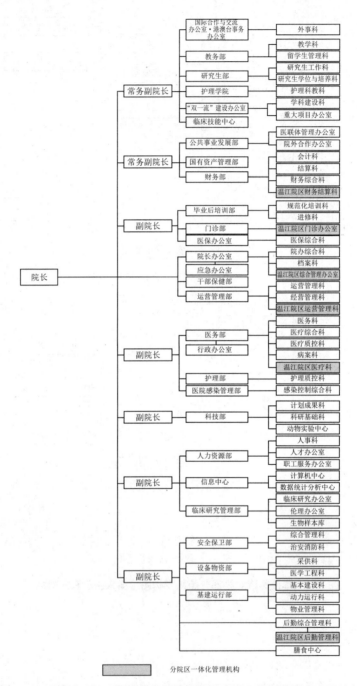

分院区一体化管理机构

图5-2 华西医院行政部分组织架构图（图来源于华西医院官方网站）

不负众望，华西医院排名从六七十名一跃到第二名，成为中国医院史上的关键事件。桂克全（《解密华西》的作者）这样评价石应康："他职业生涯中琳琅满目的创新，大抵可以分成两类，一类是医院内部管理和运营的创新，另一类是超越一家医院管理的行业创新。"自1993年至今，25年里华西医院从医院行政管理、成本控制、产业优化、科研技术等多方面改革成果颇丰，仅拿诊疗技术来说，1994年至2006年开发的新技术就高达1089项。当然，人力资源管理也是石应康的改革中的一个亮点，如今华西医院人才"流不走"的现状正是有着完善的人才管理体系和培养体系。

（六）社会责任

正所谓"仁心妙手普众生　医德高尚济万民"，华西医院不仅在救死扶伤方面发挥着重要的作用，在社会责任方面也勇于承担责任。在2008年汶川地震、2013年芦山地震抗震救灾中，作为离震中最近的国家级大型综合医院，华西医院担当了疑难复杂危重伤员救治中心、灾区医院技术支援中心和省外医疗队后勤保障中心的重任。在大型公共突发事件中冲锋在前，出色完成多项应急救援任务；在中国公立医院社会贡献度排行榜上已连续3年名列全国第一。华西医院救治危重伤员数量最多，救治成功率最高，创下世界重大灾难医疗救援史上的许多奇迹，被中共中央、国务院、中央军委授予"抗震救灾英雄群体"的光荣称号。

回眸间，华西医院已走过120余个春秋。华西人坚守"关怀、服务"之理念，遵循"厚德精业、求实创新"之院训，传承并弘扬着"家国情怀、平民情感、休休有容、革故鼎新"的文化，相信华西医院实现成为未来国内一流、国际知名的研究型学院/医院的目标指日可待。

二、华西医院创新中的人力资源管理实践

华西医院连续多年被第三方调查评选为"医疗机构最佳雇主"前十强，这得益于医院完善的人才体系。

（一）人才培养：进得来，育得好，选得出，留得下

要成为全球一流的医院和医学院，华西医院明白人才的重要性。从 20 世纪末华西医院陆续引进国际留学归来人员并进行内部培养计划，如今已形成两院院士 1 人、973 首席科学家 3 人、国家杰出青年科学基金获得者 13 人、高端引进人才 34 人、省级学术技术带头人 121 人；52 人担任国家级学会 / 协会主委、副主委，268 人担任省级学会 / 协会主委、副主委，构建出多等级人才金字塔体系。华西医院对于人才引进有特殊的招揽政策，没有豪宅，没有巨额安家费、名车和高年薪的承诺，有的是独立实验室、重组的科研经费、宽松的政策、高效率的团队、先进的文化和良好的人际环境。

华西医院的"优质人才建设工程"包括内部培养和外部引进，前者包括医学大师工程、杰出人才工程、骨干人才工程和青苗孵化工程；后者包括人才引进工程和优质生源工程。同时，制定相关的政策来扶持人才培养，进行分层次、分系列的人才培养和使用。人才培养出国（境）专项基金，学历学位提升资助政策，考核激励制度，退出机制，竞编选拔等一系列有针对性的措施和做法，显然对国内医院有极高的参考价值。

人才如何进来？华西医院有 8000 多位员工，有编制的只有 2000 多人。如此少的编制名额，再加上当时其他医院都以编制作为承诺吸引应聘者，华西医院承认的确有很大难度来招揽人才。据华西医院人力资源部部长王一平说："后来据我了解，有些医生觉得很后悔，因为华西能给他们提供提升的平台。近两年，如果还只是利用编制从华西挖人，基本很难挖走。当然，这期间经历了一个痛苦的过程，毕竟只有我们自己这么做。"大家常说用制度留人、情感留人、事业留人和待遇留人，华西医院明显是用情感留人，早在 1996 年华西医院引入一批海外留学归国人员时，石应康亲笔写信，到国外去面见、数次掏心掏肺的谈话，林林总总，石院长用自己的真心换来华西医院两次人才引进高潮。一次是 1996 年魏于全、李幼平、周总光等海归精英，另一次是 2001 年前后刘进、王莉、周桥等国内外医疗界的佼佼者进入华西医院。人才引进不仅要靠情感留人，华西医院还通过事业蓝图来吸引人才。建

实验室，充足的科研经费，这些都能满足在医学事业上有所成就的人真正需要的条件。对于引进的人才，华西医院有专家评估，通常分成临床型、科研型、临床科研型三个层次，2015 年取消了临床科研型这一层次，人才引进中引入的科研型人才比例比较大。同时华西医院正在探索出一个五年考核指标，三年必须达到副研究员的科研程度，五年达到研究员。有了这样一套考核体系，院长就有了抓手，对医院内部培养的人才也有了交代，减少引进人才和内部人才之间的冲突。

对于人才进来后如何流动起来，华西医院前党委书记敬静说："首先，如果华西的各级人才都不动，一定不是好事，要有流动性。其次，十年来，我们还没有遇到过我们想留住的人他走掉的。"首先是竞争机制，长久以来保持的部分编制，用于骨干层竞编选拔。竞编的标准公开透明，所有人都可以为编制而努力，选拔也是公开透明的，这样就形成一种良性的竞争机制。其次是培训机制，华西医院的培训机制要从 2000 年左右开始说起。2000 年左右华西医院的人才结构呈"菱形"，两头弱，中间强。顶端缺少资深的医疗和科研专家，中间的博士群体尚算充裕，但他们的医疗能力较弱，且底端的住院医师严重匮乏。新中国成立以后，中国的医学教育是效仿苏联模式，毕业生在取得毕业证之后即可到医疗机构就业，成为"编制人"。这样医学生的业务能力就跟所在单位和带教医生的水平有关，也跟有没有住院医师规范化培训制度有关。华西医院在 2000 年开启麻醉科规范化住院医师培训试点，算是较早的培训机制尝试。当时的华西培养模式与传统的模式不同，华西培养的人才为自己留一半，向社会输送一半，进行多学科的培养，先住院医师后再转为专科医师，且在培训期间不纳入编制，在长时间观察之后再转正。历时三年实践总结之后，2003年华西医院正式将培训与国际惯例接轨，医学生要想成为医院编制内的正式医生，必须要接受为期 5 年的住院医师规范化培训，经考核合格且被录用的方能纳入编制。到 2006 年的时候，该制度推行到全科医学科。多年的住院医师规范化培训成果受到社会的认可，自 2009 年以来先后有 40 家兄弟院校委托华西医院为其培养住院医师。2015 年，西藏自治区把新招募的临床医学毕业生全部委托给华西医院进行规范化培养。

从学生到住院医生的身份需要 5 年的规范化培训，这中间他们如何能够专心于学习，提升自己的能力，华西医院为他们提供了多种保证。一是对规培医师的传帮带，加强学员的动手能力。每个科室都按照总床位的 50% 供规培生培训使用，规培生在培训中不断地临战实践，确保在短时间内提升规培生的能力。二是提供专项资金支持，2014 年，中央财政对住院医师规范化培训提供专项资金支持，资金补助标准为每人每年 3 万元，而在此之前，华西医院每年都从医院自身收入中拿出上千万元，作为规培医师的补助、基地建设及师资补助。三是争取政策层面支撑，在医院呼吁下，四川省卫计委协调人事厅出台了政策：华西医院规培生结业后，由省人社厅单独组织公招考试，结业学员与用人单位双向选择后即可就业；四川省作为全国三个试点省之一全面推开规培体制后，华西规培学员更获得了免公招即可与用人单位签约的政策利好。

在这一过程中，住院医师的导师选择就至关重要了，2011 年，华西医院出台《四川大学华西医院住院医师导师遴选与管理办法》，开始实施导师制，让每一位在训的住院医师都有对应的导师进行指导，并定于每年 10 月进行新导师的申报和入训、定科学员与导师的匹配工作。同时，将全科室奖金的 20% 作为教学支出，调动带教老师积极性，专心做教学。而在教学过程中，一旦发现某位老师课堂教学不行，就会授权他只进行临床教学；同时在制度上控制老师和科室阻拦学员出科的现象出现。规培生第一阶段的 3 年时间里有一个轮转表，会严格按照轮转表的内容做到科室、学员、管理部门三知晓。培训结束后如果截留学员不让出科，科室和带教老师的行为将界定为违规，对管理部门的要求不履行的，必须立刻整改，此类情况交由组织部门备案，作为考核干部的依据。而对于规培生来说，一旦擅自不出科者将获得经济处罚和退培的处理。同时，华西医院设立了专家委员会工作委员会，负责审定各二级学科制订的住院医师培训考核实施细则；筹建了毕业后培训部专门负责住院医师的培训管理工作。

住院医师规范化培训实践，让华西医院整体实力不断提升。首先是人力结构转变为正三角。开展规培之后，基层住院医师的数量明显增加，科室的人力结构日趋合理；其次，规培生在导师的带领下，迅速提升临床经验，提高医疗质量和安全，降低犯错的概率；最后提升了华西医院的社会影响力，华西的规培受到行业内多家医院的认可，有些医院甚至将自己的毕业生送到华西医院进行规培。

对医学生的规培只是增加人才储备的一种培训项目，除此之外，为加强医院日常管理，提高就诊效率，华西医院建设了医护一体化优质服务项目。这个项目是通过一系列培训，加强护士对所在专科相关专业知识的了解，提升其职业素养。通过改变已往医护模式中护理人员为单纯执行者的角色定位，将原来医生完成的部分工作改由专职护理人员完成，比如术前宣教、入院指导、术后康复指导等。医生将精力和时间集中于医疗核心工作，不但提高了医疗效率，也改善了医疗体验。患者在每一个医疗环节都会得到护士细致的解释说明和指导，其就诊体验得到改善，满意度也大幅提高。

对于人员荒问题，华西有一个专门的部门叫运营管理部，来负责人员的筹划和部署，建立后备人才库。根据医院的实际需求，将每个科、亚专科的人员按照年龄、专业技巧进行分类部署，提前规划，为住院医师和主治医师的培训留足空间，形成进得来、育得好、选得出、留得下的良性循环。

（二）人才管理：各司其职，高效运转

上文提到的运营管理部，是傅天明（现惠宏医疗管理集团首席顾问兼副董事长）在 2004 年来到华西后成立的，当时傅天明带着台湾长庚医院成熟的医院管理体系帮助华西进行管理改革。运营服务部的职责有两个，一个在于横向沟通医疗和职能科室，另一个在于管理专科经营助理。专科经营助理的职责在于帮助医生处理行政事务，如收集、分析数据，拟定各种方案等，这样让科室主任能够高效决策，专注于医疗专业的发展，达到事半功倍的效果。在成立运营管理部时，傅天明考虑的是，"任何一个医院要把管理做好、绩效提高，一定要先了解现状问题的焦点在哪：是人的问题？还是组织的问

题？职责是不是很清楚？目标是不是很明确？激励的力度是否够？"之后，傅天明带着华西医院进行了人事改革（2005~2007 年）、绩效薪酬体系改革（2007~2012 年）。

2005 年，华西医院在新的人事制度里面建立了分系列、分类别、分层、分级人力资源管理体系。床位多、人员庞杂，人事管理就更加重要。针对医疗、教学、科研、行政和后勤保证，进行了分类别、分系列的人事制度。按照 4/5 或者全职来划分职责，比如科室主任和护士长属于医疗类，但也有 1/5 职责做管理。下一步建立分层、分级的体系，所有人员分为四层：上层是核心层，就是学术学科发展的决定力量。下层就是基本层，包括所有规培生、基础员工，不决定质量和效益的。中间层是与医院签订定期聘用合同的初中级职称者。骨干层，是医院编制内员工，也有极少数在编制外，骨干层决定质量和效益。最复杂的就是中间两层，会细分为若干级岗位。其中，医生分了 12 级，按照职称和任职年限划分。在这里参考和借鉴了长庚的医师费制度，一个是年职积分、科类贡献，还有一个收入积分，体现了医疗服务。华西医院没有照搬长庚的医师费制度，创新性地设置了岗位制度，体现了医疗和教学整体情况。在后续的改革过程中，护理细分为 23 级，行政后勤细分为 35 级，每一级都有非常明确的任职资格、准入条件、职责以及量化的考核标准。华西医院根据前三年的业务情况以及今后五年的规划，结合现有的人力资源的年龄和职称的情况进行科学设岗。如果人员数量多于岗位数量，就需要有更严格的可量化的考核指标。华西医院的岗位说明书对岗位有着清晰明确的阐述，在医疗、教学、科研和管理方面都有量化的考核指标。

人事改革完成后，2007 年华西医院针对岗位管理设置了医疗组长负责制，所有的资源按照医疗组来配置，所有的质量指标、效率指标、费用指标全部按照医疗组和医生个人进行考核。当然，奖酬奖金也逐步按照医院直接发到每个医生手里，依次分配考核。医疗组的组长一定要有足够的临床经历，包括规培的时间、专科医师培训的时间以及从业时间，由授权委员会确认，科研教学做得好的医生不一定能成为医疗组长。除了组长，还配有副组长、接班人、住院医师等。副组长和接班人不是每个医疗组都有，会根据各个科室和医疗组的实际情况来配置。2015年底的时候，华西医院已有500多个医疗组长，有资格成为医疗组长的将近600人。

在绩效制度改革方面，华西医院认为传统的绩效考核简单方便，但过于"一视同仁"，反而是不公平的。为此，华西医院进行了一系列对绩效制度的改革。对于职能部门的绩效设置是管理行政事务，解放科室医生和科室主任的行政事务，专注于专业。

这一次改革华西医院引入了一些国际上公认的方法和指标。比如外科引入了RBRVS，内科引入了DRG里面体现疾病严重度的CMI。RBRVS是20世纪80年代末，哈佛大学专家针对医疗费用的持续上涨和非必要的医疗服务项目太多，希望借此取代以收费项目为基础的支付办法，合理分配医疗资源，经研究最后提出了这样一个模型：从工作总量、专科执业成本、专科培训机会成本来认定医生的劳动价值。借鉴RBRVS绩效支付方式，从按照收支结余提取绩效模式向按照工作量方式转变，可以充分体现多劳多得，有利于成本控制，也有利于降低病人医疗费用。

华西医院根据自身的情况，借用2006年美国版和2004年中国台湾版的系数进行合理化运用。首先是名称要标准化，华西医院花了半年，将每人写法不同的名称变成3803项标准手术名称库，又花了半年时间对应物价收费，再对应到RBRVS分类，前前后后花了一年半的时间。长庚医院的医师费制度中的科类积分和年资积分对应为岗位系数，其中的收入积分用外科医生的手术难度系数来替代，就形成了一个综合性的体系。在此过程中，华西医院进行了创新，采用了超额分段累进制。根据亚专业确定一个基准点数，超过基准点数的额外给医生奖励，超过10%的部分就给1.2倍奖励，10%~20%就给1.4倍奖励，20%以上可以拿1.6倍奖励。这个奖励比较有效地提高了医生的工作积极性，同时还解决了医生劳动风险价值的问题。目前的收费水平很难体现医生的劳动价值，现行的收费标准，常见病、多发病的手术反而比较高，真正复杂的手术价格体现不出差别。通过制度改革，难度系数高的手术医生得到的奖励比难度系数低的手术医生奖励高，这样的奖励模式比之前单纯看手术台数要合理得多。

在外科进行改革的时候，华西医院的内科也在改革。他们引用的是国际的DRGs方法。DRGs是1983年由耶鲁大学研究，后来作为美国给医院付费标准的一个工具，通过统一的疾病诊断分类定额支付标准的制定，达到医疗资源利用标准化。该方法有助于激励医院加强医疗质量管理，迫使医院为获得利润主动降低成本，缩短住院天数，减少诱导性医疗费用支付，有利于费用控制。首先是对病历首页编码进行规范界定，因为DRGs根据主要诊断、并发症诊断、次要诊断以及是否手术、是否有特殊操作等多个变量形成的一道评价体系、病历组合技术。这次改革从2010年开始，2010年10月1日新病历上线，华西医院要求所有医生熟悉这一套规则，并且自己编码。到2012年整体编码准确性有了很大的提升，有些科编码准确率已经达到百分之百，这时候才开始启动DRGs，进行内科医生绩效改革。在病人诊疗过程中，通过病历首页合规且正确地体现病人病情的变化和资源消耗，这样可以做到医院与医院之间的量化比较。同样，也可以做到每一个科的量化比较，不同医院同一个科也可以来比较，当然每个医生也可以进行比较，这样能对病人的严重程度有个客观评价。

另外一个改革亮点就是手术室的使用绩效改革，在人事改革完成之后，医生的积极性被调动起来，手术室明显不够用。华西医院就启动了手术室的绩效改革，历时两年，到2009年3月才彻底完成。手术室的使用采用KTV运营模式，根据手术间等级、面积、固定设施等设定每小时使用费。手术间每小时使用费，可根据各科室各时段对手术室的需求，予以灵活调整。具体到方案上，就成了平峰时间使用手术室的费用更低；高峰时间手术室抢着要，就适当调高价格。将各科室手术室使用成本，列入该科室可控成本中，与科室奖金挂钩。而手术室人员的奖金，则与手术室使用率相关，使用率越高，奖金越高。这样就明显提高手术室使用率，同时在手术室改变传统的医护模式，设立了一个护理单元对应多个医疗单元的综合病房，实现了医疗指标和业务收入回归科室、提高科室效率、改善绩效的目的，从而建立起长效机制以推动手术的持续发展。

2009 年的下半年华西医院成立日间手术中心，启动了日间手术，以加快床位周转，2010 年 4 月启动了周末手术，充分利用周末的手术室资源。所谓日间手术就是今天来，明天走，或者 72 小时入院、出院。这样能充分节约资源，增加床位的翻盘效率。当然日间手术因为时间短，就必须提前确认好，保证质量。日间手术有三个准入原则：哪些手术可以做？哪些医生可以做？哪些患者可以做？华西医院在 2015 年的时候有 450 项手术可以做日间，最重要的一个因素是手术时间 2 个小时以内，最好是一个小时以内。医生可以做的标准是这个手术做了 200 台以上没有任何纠纷投诉。哪些患者可以做？最重要的依据是 ASA 分级，这是美国麻醉学会的分级，二级以下的可以做日间手术，当然还有评估、出院随访和应急。出院随访也很重要，2009 年时，医院要求做完日间手术后每两小时给患者打一次电话，第二天每四小时打一次电话，第三天每八小时打一次电话，确保随时了解患者的情况。到 2012 年华西医院和社区合作，所有的患者一天以后直接转到社区继续观察，更能够保证质量。

华西医院做了费用分析发现，日间手术可以节约费用 20% 以上。除了手术费、麻醉费和检查费没有变化以外，其他的费用都有不同程度的降低。由于日间手术的高质量、高效率、低资源的特点，该种方式很受欢迎。华西医院对做日间手术的医生进行 1.5 倍的奖励，到后来开始周末手术后，周末手术参与人员奖励 2.5 倍。

通过改革，整个外科的劳动生产率大幅度提升，外科床位改革前后只有 1570 床左右，改革前这些床位每个月出院病人占全院出院病人的比例不断在下降，从 2009 年 3 月改革以后，这个比例大幅度提升，每月出院病人可以占到全院一半以上。从手术间的劳动生产率来看，改革前后变化非常大。改革前一个手术间平均每个月 50~60 台手术，一年 700~800 台手术。国际上一个手术间每个月差不多 800 台手术，改革后一个手术间每个月可以做 100~120 台手术，一年可以完成 1500 台手术，效率非常高。从每个医生来看，改革前每个医生一个月平均 20~30 台手术，改革以后，提高到了 50~60 台手术，最高的一个月可以做到 170~190 台。极大提升了医生的劳动效率。

华西医院每年的考核指标体系不一样，着眼点不一样，指标体系和权重也会有所变化，但是，华西医院始终坚持把医疗质量的核心指标作为绩效考核的重心来对待。

三、华西医院人力资源管理特色提炼

（一）勇于改革，持续创新

华西医院从 1993 年在石应康的带领下进行创新，至今已有 25 年的历史。这 25 年我们能够看到华西敢为人先，勇于创新的思维，不断开拓进取，超越当下，走在国内医院改革创新的前列。经过不懈努力，终于成就了其发展目标：国际知名、国内一流、社会满意、员工开心。在石应康院长的改革推动中，华西医院表现最突出的亮点即管理者的自我奉献，从行政化管理转向服务型管理；华西全员同心协力，背水一战，绝处逢生，用新的管理思维重塑凝聚力。

医院虽是公益性福利机构，但医院的运营必须符合医疗卫生市场的客观规律。因此要积极引进企业行之有效的管理办法和手段，用制度规范人们的行为，用政绩考核干部的能力，用激励机制调动职工的积极性等，这一系列的想法也在华西医院多年的改革创新中一一实现。管理从集权到放权，从拉车转向推车，把球传出去，把管理权限下放，中层和基层的管理智慧被激活，全员兴起了一波又一波"发现问题，解决问题"的高潮。另外，后勤社会化，成本核算，开源节流，中央运输，中央厨房，科研中心，转化中心，品管圈，运营部等，首开公立医院管理之先河，这些做法都让华西医院顺利地攫取了先机。

（二）运营管理部的出现

作为一家超大型综合性教学医院，存在员工人数多、服务量多、流程环节多，而职业化管理人员相对少的"三多一少"现象；同时医院的"大机构病"导致部门互动难，信息沟通差；外部社会变革迅猛，卫生需求增长快速，要解决"看病难、住院难、看病贵"的问题，华西医院的运营管理部的设立正是为解决这些问题而出现得恰到好处，处理好工作压力与工作效率的管理，医院组织机构的纵横结合，并进行流程优化。

华西医院的运营管理部是直接隶属于院长、服务于科室的运营管理团队，在医院中层管理架构中充当调研、协调、沟通、协助纵向部门执行和落实医院决议的角色。它能够协助推动运营创新，加强部门与科室之间的交流和沟通，促进部门和科室间的互动；充实科室行政管理架构，在科室管理小组领导下协助完成相关职能；在院、部、科各层面中，建立新的信息交流、沟通与反馈机制。运营管理科下设的专科经营助理作为专职管理人员，协助科主任完成日常管理工作和人事、资材、流程、信息、空间、安全等专项经营管理类工作；协助科主任完成医、教、研、后勤布置的相关任务和协调工作，提高管理绩效。

（三）被广泛认可的"华西培训模式"

2013年12月底，国家七部委出台了关于建立住院医师规范化培训制度的指导意见，这标志着我国的住院医师规范化培训进入新的历史阶段。四川大学华西医院自2000年开始结合医院实际，在全国率先开展了"社会人"身份的住院医师培训，目前培训工作在总结经验的基础上已经形成"华西培训模式"。开展住院医师规范化培训是加强医院人才结构基础的必然要求，由于医疗行业的特殊性，其服务通常与拯救生命和维系健康挂钩，因此保证医疗安全和提高医疗服务质量是必然的，这就需要对医生的自身要求极高，从学校毕业的学生需要经过5年的临床工作来成为主治医师。另外，规范化培训也有利于教学成果转化为生产力，人才是卫生事业发展的战略资源，这是将国家的医学教育成果转化为医疗资源的重要环节。华西的规范化培训不仅为医院本身储备了优秀的人才，更为社会的基层医疗卫生机构输送和培养了大量的合格医生和师资。首先，规范化培训改善了医院的人力资源结构，让华西医院从之前的"菱形结构"成为正三角结构，为医院建立了稳固的底端人力流动层，保障了医疗质量和安全。其次，规范化培训有利于执行应急医疗任务，这样不仅不扰乱医院的正常医疗秩序，反而促进了应急救援效率的提高，圆满完成了救援任务。最后，规范化培训能够促进教学相长。规范化培训的过程不仅是规培生学习的过程，也是带教老师和导师学习的过程，这一过程能够促进教师不断充电提高，满足受训者的学习需求，同时提高了带教老师管理能力。通过教学管理和教学互动，实现教学相长，对华西医院是锦上添花。

（四）绩效考核实行超额分段累进制

华西医院给 3000 多名医生设置 KPI，这一消息曾在 2016 年引起广泛讨论和反响。在绩效考核改革过程中，华西在借鉴国外医院以及中国台湾长庚医院绩效考核的指标基础上，进行了自我创新，提出超额分段累进制，根据亚专业确定一个基准点数，超过基准点数的额外给医生奖励，超过 10% 的部分就给 1.2 倍奖励，10%~20% 就给 1.4 倍奖励，20% 以上可以拿 1.6 倍奖励。

绩效考核包括复合式绩效和成本控制（分段累进制）。复合式绩效主要考虑医疗质量、时间单价等，分段累进制是结合工作内容而制定的绩效考核方式。新的绩效考核方式所产生的效益很明显，消除了原来科室收入不公的弊端，同时促进科室提升服务质量、数量和效率并主动管控成本。此外因为实行同工同酬，人员流失率明显下降。

（五）人力资源战略梯队的构建

2005~2009 年，华西医院对人力资源战略梯队进行构建，从医院整体来说，分成三个层次：核心层、骨干层和基础层。但具体到各个分部，则有不同，如口腔医院成立了"人力资源战略梯队评价委员会"，组建的金字塔形人力资源战略梯队共有 5 个层次。第一层次人数是 2%，包括海外引进人才、百人计划、千人计划入选教授、973 首席科学家、长江学者以及接触青年基金获得者等高端人才。第二层次人数占到 6%，包括优秀国内引进人才、优秀博士论文获得者、高级职称获得者以及有潜力获得国家级科技奖项的优秀中青年学者等。第三层次人数占到 10%，包括骨干医务人员、国家自然基金获得者、发表多篇高影响因子论文者以及具有发展潜力的青年医务人员和管理人员等。第四层次人数占到 20%，主要是新进具有较高学历、高素质的年轻职工等。第五层次人数占到 50%，是指具有职业追求的一线普通员工，对这一层的评估比较宽松，以调动员工的积极性，为医院发展做贡献。同时，委员会由各专业教授、博士生导师和管理专家组成。委员会根据医院目标，按照突出重点发展岗位的原则，运用头脑风暴法，依据现有成绩和潜力对人才进行评估和分类，评估和分类的主要指标包括发表论文的数量、获得基金项目资助情况、获奖项数、医疗成绩和承担的社会公益性工作等。人才战略梯队的构建，不仅是对目前人力资源进行分类部署，同时根据各科室的实际情况进行提前部署，充分保证未来的人才储备。

四、总结与启示

（一）人力资源规划的重要性

医院要进行人力资源管理优化，不断提高人力资源规划能力。人力资源规划是各项具体人力资源管理活动的起点和依据，直接影响着企业人力资源的利用效率。首先，加强人力资源的质量以及结构和总量配置等方面的评估，在对评价结果实施分析之后对人力资源管理当中所存在的问题进行分析，在医院的实际发展目标要求基础上，按照人才的引进目标对人力资源的开发制度进行合理地制定。其次，设立人力资源规划专岗，负责人力资源规划工作。配合经营计划制订，完善人力资源规划职能，完善招聘工作体系，根据医院战略和业务特征，建立关键岗位库，由人力资源重点管理关键岗位人才。最后，人力资源规划工作必须全面分析人力资源市场的现状及组织自身人力资源的流动情况，及时对组织未来人力资源的供给及需求做出科学合理的预测，才能保证组织有足够的人力资源，从而为组织战略目标的实现提供坚实的基础。

优化人力资源的规划与配置，积极调整人才结构，根据患者需求，分析各个科室和部门人员安排的合理性和科学性，实现最佳人员分配。一方面可以有效实现各科室人员的合理调配，最大限度服务病患，减少不必要的人员浪费，促进医院各科室工作效率，不断提升服务质量和患者的就医体验，从而提高医院的整体竞争力；另一方面也是市场经济和新医疗改革大背景下的积极转型与适应。墨守成规，只会渐渐耗尽自身的固有优势和生命力。改革和优化人才资源的配置与规划，是激发和维持医院旺盛生命力和持续性活力的重要举措，这一举措与实现战略性发展的长远目标相适应，可以打造医院亲民高效、服务病患的良好形象。

（二）培训效果的准确考核

规范化培训近年来已经成为医院的常规培训。住院医师规范化培训是医院培训管理的重要环节，对保证培训质量，培养合格住院医师起着举足轻重的作用。在培训管理过程中，培训质量是住院医师规范化培训工作的灵魂和生命，规范培训考核体系是提高培训质量的关键环节。规范培训考核体系对整个培训过程起着反馈评估和质量监督，检验培训科室带教效果和培训质量，检验培训住院医师的学习情况、学习效果和能力水平等作用。

在建立科学考核评估体系时，应根据培训专业水平等差别化对待，因此构建多层次的由岗前培训、出科考核、年度考核、结业考核等组成的考核体系尤为重要。阶段考核、年度考核、结业考核则主要指在固定时间内，由专家组织的考核题目，包括病例答辩、考核、技能操作、床旁病历考核、辅助检查分析等专业内容。每次考核结果均应如实上报，建立退出机制，对于多次过程考核不合格应给予退培处理，做到对培训全过程进行有效监督管理。另外应该建立考官库，定期对考官进行免费培训。统一考核标准、考核流程、考核方式，做到跨地区考核，做到公平、公正、客观考核每一位学员。要加强对基地的监督管理，定期对培训医师、导师、培训基地进行监督、考核、评价，并实施奖惩机制。

但这一考核方式是否能准确反应考核效果还有待检验，在这里 PDCA 循环法就能起到重要的作用。PDCA 循环作为全面质量管理的基本方法，是一种标准化、程序化、科学化的管理方法，适用于质量管理的全过程，同样适用于医学管理领域，可以使管理质量在循环中得到提升。计划环对医院目前的考核体系进行分析整理，从制度（具体的考核规范）、人员（带教老师的考核意识）、工具（电子理论考核平台）、环境（从"重临床轻教学"到两方平衡）等四个方面分析考核体系出现问题的原因，从而对考核体系进行完善。到执行环，针对上述问题出现的原因，进行改善，同样可从制度、人员、工具和环境四方面进行改善。通过一段时间的实施，到检查环发现，各个环节就较为规范，最后进行复盘处理，通过对学员的调查完善方案，坚持现有做法，将制度贯彻下去。

（三）合理的激励方式能够促进人才成长

人力资源作为医院的重要生产因素，对人力资源的管理和激励就尤为重要。有效的激励机制和措施是保证医院持续发展的动力源泉，是帮助医院实现组织未来发展目标的重要保障。正确科学的激励体系能够提升医院员工的综合素质，留住优秀人才；调动医院员工的工作积极性；增强医院的凝聚力和核心竞争力等，这些利好优势让医院不能不重视对人力资源的激励机制建设和完善。

首先，对于人力资源管理的绩效考核、薪酬福利体系需要具有科学性，将每个人的效能合理的体现出来。科学完善的绩效考核能够让员工更清晰认识自身在工作中出现的不足、所具备的明显优势，以此来提升员工的专业技术能力、综合素养、职业道德修养等内涵。其次，营造有利于激励措施开展的医院内部环境。由于医院环境的特殊性，医院员工面临的工作压力是巨大的，极容易产生职业倦怠感，因此医院应该为员工营造一个轻松温暖的工作环境，加强人文关怀，多为员工着想。最后，激励措施要及时、适度。医院要把握激励的及时性和适度性，根据实际情况可以有额外奖励和"破例"，来发挥医院员工的工作积极性。

（四）借助大数据进行人力资源管理

移动互联网的快速发展背景下，数据逐渐成了信息的主要载体，大数据最核心价值在于对于海量数据进行存储和分析。大数据技术能够帮助我们在数量庞大、种类繁多的数据中，迅速地提取最有价值的信息。大数据的影响已经逐渐渗透到各个领域，大数据技术在人力资源招聘、培训、绩效、薪酬等方面的应用，将开启人力资源管理的新模式。

将大数据应用到人力资源规划中，可以直接提高人力资源规划的战略性和准确性。在外部人力资源市场上，大数据技术可以快捷地整理分析整个人力资源市场人才供求的总体情况，并能准确地提供求职者在专业方向、学历水平、年龄层次等方面的具体分布。这些信息能使人力资源决策更具竞争性。在组织内部人力资源现状上，大数据技术可以动态地跟踪记录员工入职、工作绩效、职业发展、离岗离职等信息，并在此基础上对人力资源未来的变化趋势做出合理的预测，进而提高人力资源规划的准确性。

在招聘方面，大数据技术可以收集应聘者的信息，包括基本信息、性格特征、工作能力、求职意愿等多个方面，并进行整理归纳，建立人才数据库。之后，招聘人员就可以根据岗位工作的性质及要求在人才数据库中进行匹配，以最大的可能将人才配置到最合适的岗位。另外，大数据技术获取信息的手段渠道更加多样化，人才数据库的信息可以及时进行补充和完善，为招聘决策提供更多的信息支持。大数据技术在招聘配置工种工作中的应用极大地缩短了招聘周期和招聘成本，也改变了招聘工作以往的应急式、救火式的工作模式。招聘工作在及时弥补职位空缺的同时，也为企业储备了大量的优秀人才。

大数据技术对培训结果的量化分析，可作为今后培训工作的依据，也是员工晋升发展的依据。大数据技术在培训开发中的应用，还体现在培训方法手段的创新上。借助互联网、云平台技术，可以实现大规模的在线培训教育。受训者也可以根据自己的情况，灵活的选择培训时间、培训内容，制定个性化的培训项目。

绩效管理最重要的要求就是保证绩效考核过程的公平性、公正性及全面性。以大数据为基础，绩效管理部门可以制定出更多元化、更精细的绩效考核指标体系，保证绩效管理工作的公平性、全面性。这些量化的指标，也使绩效考核工作更加公开透明、更易于操作、更精确，结果也更加客观公正。大数据技术还能从工作过程到工作结果对员工进行全程追踪，实时记录员工的工作时间、工作地点、工作进度、工作效果等信息，并对这些信息进行系统的整理汇总，形成连续完整的绩效档案。

人力资源管理所涉及的信息数量大、种类多，而且数据零散，工作中随时会产生新数据。传统的人力资源管理工作对信息的处理，往往只停留在信息的记录保管上，对信息的综合分析处理较少，经常出现由于管理以及存储不完善带来信息丢失的现象，尤其是难以发现数据中隐藏的人力资源发生变化的趋势。但是大数据技术的应用就会对这一现象进行改变，大数据时代对于信息进行统计、存储以及分析的信息处理技术，将对人力资源信息的管理带来非常大的便利。还可以建设专门的云平台来进行更加专业化的人力资源信息的存储以及管理，在一定的条件下还能更好地实现信息的共享。

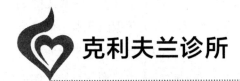 # 克利夫兰诊所

一、克利夫兰诊所基本概况

克利夫兰诊所（Cleveland Clinic）又称克利夫兰医学中心（Cleveland Clinic Foundation，CCF），作为美国国内外公认的顶尖综合医疗机构，在医疗技术、服务理念和管理体系等方面做出了创造性的开拓。

（一）克利夫兰诊所发展历史

克利夫兰诊所始建于 1921 年，创始人之一乔治·克莱尔博士，是当时克利夫兰市唯一一所大型医疗机构——凯斯西储大学医学专业的毕业生，在第一次世界大战做志愿医生时受到军队化医疗方式的启发，回到克利夫兰后联合其他三位凯斯西储大学的毕业生，即弗兰克·邦特医生、威廉·洛厄医生和约翰·菲利普斯医生共同建立了一个非营利性的跨专科医疗机构，即现在的克利夫兰诊所。

克利夫兰诊所地处美国俄亥俄州的克利夫兰市，目前在佛罗里达、内华达、加拿大和阿布扎比开等地设有分院，是一所集临床、教学、护理为一体的非营利性多专科学术医疗中心。自创立之初，医院就以心脏治疗为主要医疗业务，经过近 100 年的发展，在多项医疗技术领域都取得了卓越的成就，在《美国新闻与世界报道》评选的 2015~2016 年度最佳医院中排名第一，在 2016~2017 年度美国最佳医院排行榜中，克利夫兰诊所获全美排名第二的殊荣。2018 年在全美最佳医院排名中，综合排名位列全美第二，仅次于梅奥诊所。2018 年在《美国新闻与世界报道》评选的排名中，心脏外科和泌尿外科

为全美排名第一（其中心脏病诊疗计划连续 23 年入围全美最佳）。在俄亥俄州 14 项医学排名中，克利夫兰医学排名第一。同时该医院在肾脏学科、泌尿科、风湿科、骨科、内分泌科、肠胃等方面的疾病治疗也是走在同类型学科治疗前端的。

（二）诊所成功要素

克利夫兰诊所的成功主要体现在人才培养和组织管理两个方面。医院通过与多所海内外高校、组织以及其他医疗机构的合作，进行医学生和医疗人员的医疗教育。实现从创办医学院，联合培养医疗人才，到输送医学专家的完整的人才培养路径，在源头上对医疗领域进行革新创造，为社会培养了从患者的角度出发，注重患者需求的医学家，从而保证了医疗服务的质量和患者治疗体验。重视人才培养的同时知能善用，根据医生的志向和天赋进行工作安排，确保研究机构、管理部门、临床医疗等岗位人员的合理配备，让最合适的人做最合适的事，这是克利夫兰诊所的人才培养理念。

同时克利夫兰诊所注重市场需求，迎合网络大数据的时代要求，不断通过内部资源整合，与商业专家多领域合作等方式进行医院规模的扩建、医疗服务范围的扩大，从而在世界范围内取得复制性成功。20 世纪 90 年代，克利夫兰诊所开始进行医疗信息的数据化探索和电子病历的研究，数据搜索引擎 eResearch、电子病历、综合风险测量仪等医疗辅助设施大幅度地提升了治疗效率与质量，避免了过度医疗和成本浪费。目前医疗数据系统在政府的支持下已经在全美医院中普及开来，实现了医疗的线上资源整合。在线下，医学中心通过收购医院，设立分院，设计并构建眼科、癌症和心脏研究所，创建新的医学院等方式，建立了综合性的医疗服务体系。三级层级式医疗服务网点，连接了患者的家、社区和医院中心，集中了医疗资源和服务，在分散医疗中心就医压力的同时，可以为患者提供更高质量、低成本的治疗服务。

（三）当下时代中的克利夫兰诊所

随着医疗技术的进步，医学知识的发展，以服务为基础的医疗系统已经不再能够满足人们个性化的医疗需求。克利夫兰诊所创立之初所呈现的非营利、以价值为导向、跨领域合作机制的组织结构模式已经成为非营利性医疗集团的典型模式，在美国医学界获得了前所未有的成功。克利夫兰医学中心旗下众多的医疗机构，每个社区医院和医疗中心都拥有自己擅长的专科领域，每一位医护人员都是某个专科领域的医学专家，可以为患者提供更具价值的医疗服务。如今，作为全世界最具学习价值和最具创新能力的医疗中心之一，克利夫兰诊所诠释了现代医疗健康保健机构如何在信息数据大时代背景下，以市场为导向，从患者切实需求出发，通过信息共享、跨专业的医疗合作提升医疗质量，加强患者体验。

二、克利夫兰诊所医疗模式与人力资源管理实践

（一）医疗模式

克利夫兰诊所是医疗集团模式成功运作的典型代表之一。作为全球第二个非营利性的医疗集团（仅次于美国梅奥诊所），受到了包括美国前总统奥巴马在内的国内外领导者、医学专家、管理者等诸多领域专家学者的关注。"几十位医疗专家同时聚集起来共同探讨同一个复杂案例"不再是天方夜谭，医疗集团通过相同的价值观和使命目标有效组织成百上千名医生，使其秉承"患者至上"的理念，排除诸如药品采购、人员招聘、机构运营以及医疗风险等不必要的考量因素，通力合作，有效权衡低成本和高服务质量，用最快的方式给患者提供最有效的医疗救治服务。

放眼美国乃至全世界，医疗集团的管理模式都是不可多见的，克利夫兰诊所、梅奥诊所、帕洛阿尔托医学基金会、山间医疗保健公司、盖辛格健康中心、凯撒医疗机构等成功的医疗集团，足以证明医疗集团管理模式的可行性，揭示了未来医疗机构的发展趋势。克利夫兰诊所的管理模式类似于组织管理模式，在医学中心这个大型组织结构中，由董事会进行领导监督和集团决策，理事会和执委会负责辅助决策、顾问咨询、医疗监管和业务评估。从医院领导者到医护人员，始终贯穿统一的价值观和服务理念，按照统一的薪酬标准支付医生工资，根据医生能否为患者提供负责任的医疗服务，决定是否续签雇佣合

同，以协作行医代替独立行医，通过数据反馈改进医疗水平，通过监督改进医护人员的行为方式从而提高护理质量。集团独立承担人员招聘、计费服务、医疗风险，成本控制等医疗机构运营方面的盈亏，与医生和医护人员无关，这使得医疗人员可以摒除一切杂念专心于为患者提供完善的高质量医疗和护理服务。大型医疗集团拥有更强的购买力，大规模的低成本采购，在保证医疗水平的同时降低成本支出，使得集团拥有充足的资金支持，能够掌握尖端的医学技术，购买先进的医疗器械，探究前沿的管理模式，进行医疗领域的突破创新。如今，克利夫兰诊所已经由一所小诊所发展为市场价值多达几十亿美元，拥有遍布世界各地的多家分支机构的综合性医疗中心，规模是凯斯西储大学医院的3倍。

然而区别于一般组织管理的是，克利夫兰诊所是一所"由医生管理医生"的医疗集团。赋予医生足够的权利以及相匹配的义务责任，一方面可以充分调动医生的服务意识和积极性，在一定程度上起到了激励绩效的作用。另一方面，从管理层到医护人员，全部具有专业的医学知识，是各个医学领域的专家，医院领导者是管理人员的同时也是医生，这一点决定了医学中心从管理、决策到服务都是以服务于患者，提供最好的治疗为出发点的。

（二）医疗服务

克利夫兰诊所作为大型医疗集团，从创立之初，便采取军事化的医疗管理体制。传统组织管理中，薪酬往往是通过严格的绩效评估体系发放，每位医疗人员根据绩效的多少领取工资和分红，即绩效激励。克利夫兰诊所采取与医疗人员签订期限为一年的合同，实行没有绩效激励的严格工资制。责任到人的合同考评模式对于改进医疗护理质量有明显的促进作用，使得克利夫兰诊所在不采取激励措施的情况下也能对医疗人员起到激励的效果。其次，团队分工明确，医生负责对患者进行诊断治疗，医护人员负责对患者进行跟踪护理，管理人员负责医疗机构的运行和行政事务决策，医学机构人员负责医学研究。医生和护理人员可以不用参与治疗护理之外的事务，例如采购医疗器械，考虑组织采购成本，减少了少数人为牟取个人利益通过不道德的手段收取额外费用损害集团利益和形象的行为，例如借购买医疗器械之名暗中吃回扣，在不必要的情况下使用能够带来高收益的高费用仪器。医疗人员也不用考虑个人既得利益可能被损害或者被其他人占有，因为独立完成手术、治疗和协作完成手术、治疗不会对薪酬产生任何影响。不用过度考虑个人荣誉的得失，从而提高医疗机构的整体运行效率，确保了医生和护士全身心为患者服务，仅仅考虑患者的需求。同时，军队里的无私奉献价值观完美融入了组织文化中，组织中从上到下贯穿始终一致的目标使命，没有人会为了自己的"个性"牺牲组织的共同目标，通过医疗组织之间共享信息，业务协作，创造了类似团队孵化器的学习型组织结构，多位医学专家紧密合作，相互学习，从患者的角度出发，探寻乃至创新出最有利于患者的治疗方案，促进医学进步和医疗改革创新，实现了"1+1>2"的效果。最后，大数据在医疗领域的合理应用使得医疗标准化和数据化的进程加快，优秀的医疗案例和管理模式得以在世界范围内传播和共享，同时精简了治疗的程序和步骤，避免了过度医疗，使得患者在减轻身心痛苦的同时医疗体验得以提升。

克利夫兰诊所在医疗服务实践方面具体有如下几点特色：

1. "无"绩效激励

非营利性质和军事化医疗的集团属性决定了集团的运营方式和管理模式，确立了克利夫兰医学中心不以营利为主要经营目标，帮助集团在近百年发展过程中逐步改进医疗服务体验，成为全球著名的医疗集团。非营利性质体现在集团不为个人所有，每个人都是集团的一分子，都必须为集团的运营管理承担责任。军事化医疗是克莱尔医生创立克利夫兰诊所的出发点，物资、经营得到有效管理的同时，确保信息的无私共享与资源的有效整合。

在现代医学中，专业医生只能够为患者提供专业领域的服务已经远远不能满足患者的需求。传统的医疗方式以医生的利益为核心，医疗机构为医生服务，医生的技术水平和声誉地位决定所收取的医疗费用，并以此为工资的发放标准。克利夫兰诊所作为综合性医疗集团，一律实行没有财务激励制度的工资制，旗下的医务人员，统一按照商业合同进行工资发放。这在一定程度上避免了医生为了高酬劳而进行无谓的过度治疗，为了声誉利益拒绝与他人合作的独断专权。预先确定的收入和统一的物资采购，不为单个个人所垄断的军事化集团模式，杜绝了为了利益而以物资仪器的成本收益最大化为治疗出发点之类的医疗腐败，决定了医疗专家们可以摒除一切不相关因素，只需从患者的角度出发，寻求如何通过高性价比的工具和跨专业的医疗技术为患者提供专业的医疗服务。

克利夫兰医学中心按照统一标准招聘人才，发放工资，没有绩效激励却能保持高效率的医疗水平，为患者提供高质量的医疗服务，原因主要有两点，其一是价值观的高度统一，与自由医生奉行个人的价值观不同的是，医疗中心从高层管理者到基层工作人员，全部奉行相同的价值观和使命目标。因此加强了团队内部的凝聚力，使得内部工作人员可以在完成自己工作之余与他人进行无缝的工作对接和交流合作，从而使得团队内部的总体执行力保持在较高水平。其二是独特的中短期雇佣机制，包括高层管理人员在内的所有医务人员的雇佣年限为一年，限制了医生的独断专权和不负责任，如果想要继续留在优秀的医疗集团工作，必须全心全意为患者提供服务。

医学中心实行"医生管理医生"的管理模式，这并非所有医学中心都能够做到。首先，克利夫兰诊所的医生需要拥有清醒的自我认知，在临床、研究和管理方面能够根据自身专长进行时间分配。据报告，克利夫兰诊所的医生通常是手术、学习、研究三方面同时进行，并以成为某一领域的专家为目标的。其次，医院根据医生管理天分的高低，通过层层选拔，予以管理岗位的合理分配，并且按照医生的不同职能进行工作任务的合理分工，以确保把最合适的人安排在最合适的岗位上，做最正确事。这种管理模式在一定程度上赋予了医生权利自由，同时也要求医务人员不断学习，提升自身的医疗技术水平，并且按照合同标准承担相应的责任义务，在实现了权责统一的基础上，某种程度达到了绩效激励的目标管理效果。

2. 合作的重要性

区别于传统医疗机构，克利夫兰诊所采取集团化的管理模式，改变了以往

105

医生独立工作的习惯，通过发挥各领域医学专家的专长，为患者提供全面的最优质的治疗方案。传统医院中，医生独立行医，通过独立治疗收取费用。常常出现的情况是：有声望的医生凭借自身的影响力，敢于不服从医院的统一管理和医疗改革，在带给医生个人荣誉，保护了医生的个人权利的同时，往往损害了医疗机构的整体运营效率，增加了医疗机构革新的阻力。与之不同，医疗集团的合作机制确保个人目标服从于集体目标，从而实现个人与团队合作，机构与机构合作，医院与外部公司合作。

医院通过合作进行资源的整合和创新，不断改进医疗服务流程，提高服务效率和服务质量。合作医学中心的医学专家们为每一位患者都制定了完整的治疗方案，使得每一位来到克利夫兰诊所的患者不再需要为治疗疾病在多个医疗部门排队挂号，来回奔走。这就相当于多个领域的医学专家共同为一位患者提供治疗服务，提升了患者的医疗体验。其次，合作有利于医疗创新。医疗创新常常发生在多学科的交叉处，团队协作流程能够发挥医生的自主能动性，例如医生为了诊治复杂病况的患者，往往需要了解除自己擅长的专业之外的医学领域，医学交流加强了各个医学领域的专业合作。同时多领域的医疗合作，避免了重复检测和过度医疗，省去了不必要的行政步骤，简化了医疗程序，提高了医疗服务的效率和质量。

克利夫兰诊所内部的医疗合作主要体现在：各专科相互协作，进行业务分工上的资源整合。克利夫兰诊所的护理工作需要包括护士在内的多方医疗人员的协调配合，才能够确保高质量的护理服务。在医生下达住院通知后，由社会工作者负责说服患者配合治疗、上缴费用，由药剂师负责药方的配制和发放，由医疗材料管理人员负责医疗药物的供给和补充，由物理治疗师负责患者的机能恢复和身体锻炼，由护工负责患者的日常清洁和卫生保障，就连护理工作本身，都有护理助手在旁协作。每一位工作人员只需专注自己的工作领域，不需要对患者的需求全盘接收，顾此失彼。另外，个体之间、个体与团队之间互相学习配合的高契合度，使得即便在危急的手术中，一旦发生意外，主治医生无法独立完成，手术室外的医生也会随叫随到，互相配合着完成手术。外部的医疗合作体现在医院与专业管理团队的合作。慢性病是人类生命的隐形杀手，在被发现的时候患者往往已经处于生命受到威胁的紧要关头，克利夫兰诊所与微软合作的"MyChart"医疗项目为近20万的患者提供家庭监控设备，并将记录数据传送给医生，起到警示和支持医生决策的双重作用。2016年，克利夫兰诊所与IBM合作推出"人群健康管理（PHM）"医疗项目，旨在建立价值导向医疗的模型，推进医疗服务标准化，提供以价值为导向的精准医疗服务。

3. 护理理念和护理路径

克利夫兰诊所秉承"患者至上"的护理理念，将"治疗患者的身体、精神、灵魂"作为医疗中心的使命，这与医学界提倡的"患者体验"不谋而合。对医生的要求不仅仅是医学技能卓越，临床成果出众，更是要从患者角度出发，换位思考，满足患者的情感需要，提供完善的护理服务，进而提升患者的治疗体验。为了提高护理质量，医疗中心创建了多条护理路径。护理路径不仅仅需要医生和护士的支持，同时也需要行政管理人员、医学研究者等多位医学专业领域的专家参与，这是医疗中心医务人员通力合作的成果。

克利夫兰诊所为了提升护理质量，改善护理路径，采取了相关措施，提升了患者体验，在患者乃至医疗人员中广受好评。为了实现从以技术为优势的医疗机构转向以价值为导向的医疗机构，克利夫兰成立了患者体验办公室，从外在客观条件和内在主观感受两方面做出改变，要求专业的医疗人员在进行专业治疗和护理的同时真正做到感患者所感。患者体验办公室包括了来自体验理事会机构和医疗中心的医生和护士及其他工作人员，以及15名克利夫兰诊所的患者（包括以前和现在的患者），通过定期的会面和不定期的沟通交流，从专业领域和体验服务等方面对如何提升患者体验提出建议和看法。

其次，克利夫兰诊所通过课程培训、内部检查、加强责任管理等方式提升医疗人员的沟通能力与服务意识。"H.E.A.R.T.沟通培训课程"教授护理人员从倾听、同情、道歉、回应、感谢的角度与患者进行互动沟通；患者服务向导（PSN）用以帮助患者熟悉医院，给予他们关怀和支持；以患者为中心的沟通指南帮助护理人员、医生、医学研究者掌握与患者互动的技巧，更好地了解患者的需求从而提供帮助。

再者，在提升服务意识的基础上，从医院的医疗设施、服务创新、环境舒适等整体体验服务上做出了改进和提升。医院大幅度改变了原有的空间环境，扩大了采光，为家属提供折叠床，规范医护人员的衣着颜色帮助患者辨别各个岗位的医院员工，设计新病服并规定员工统一以尊称称呼病人以显示对患者的尊重。在此基础上，创造性的提供克利夫兰诊所特有的服务项目。医院设计了 HUSH 的智能装置用以减少晚间走廊的噪音，"红外套"计划为迷路或者失落的患者提供支持和帮助，受过治疗培训的爱心犬给予患者和家属情感支持，薰衣草团队作为特别治疗服务部门不单单为患者提供多种心理疏导和治疗服务，更多地帮助机构的护理人员满足他们的情感需求。为了营造舒适的治疗环境，医疗中心将文学艺术融入患者治疗。医院墙上所悬挂的艺术藏品有一种"治愈艺术"，能触碰到患者心灵深处，带来慰藉，让患者暂时忘记身体病痛，仿佛置身于艺术殿堂之中。现场的音乐表演让人们在紧张的生活中放松了心情，减少了焦虑，缓解了内心的痛苦，很好地提升了患者的治疗体验。

现代医疗所要求的不仅仅是医疗技术的卓越，手术的复杂完善，这些统统可以以量化的方式进行评判和改进，更难以做到的是如何令患者满意，如何在医院服务、护理等不可量化的因素上传达价值导向。克利夫兰诊所凭借优越的临床治疗，人性化的护理体验，在行业中进一步树立了其领先地位。

4. 数字信息在医疗领域的发展

克利夫兰诊所是全球最早进行医疗记录档案存储的医疗中心之一。曾经的纸质化医疗档案需要将病人病历存储在一个足球场大的地下巨型仓库里。20世纪90年代，随着信息化大数据的时代到来，克利夫兰诊所的信息工程师们率先将大数据应用于医疗健康领域，设计出了搜索引擎（eResearch）以及最全面的电子病历系统（EMR）。如今克利夫兰诊所的医学专家可以通过互联网大数据快速准确地查找出病人的电子病历以及医学研究所需的档案资料，实现了文档的数字化。

医疗信息数字化的出现无疑会给医疗保健模式带来巨大变革。从患者层面来看，以往患者需要频繁往来多个医疗机构部门，拜访多位医学专家，进行诊断、治疗、抓药。与此同时，还需要保管治疗的纸质化病历，这对于患者而言，不仅劳心劳神，更是医院缺乏效率和人性关怀的表现。电子病历的出现使得患者可以足不出户，仅仅通过在线医疗系统就可以获得自己的医疗方案和医生的诊疗意见。预约医生、保存病历、追踪诊疗结果和健康趋势通通可以通过电子病历系统获得；从医生层面来看，随时调取患者患病记录、用药情况以及监测患者的身体状况都不再是不可实现的梦想。对于医学研究者而言，前人的研究成果、世界各地的医疗案例和医疗方法随时随地可以调取研究和补充完善；从医院层面来看，医疗信息数字化可以应用于各个领域。通过与世界其他电子病历系统相连，可以学习优秀医院（如克利夫兰诊所）先进的医疗方法。通过随时调取患者的全面信息和过往的治疗状况，可以帮助医生快速做出正确的决策，减少不必要的治疗，避免医疗资源的浪费。

质量和患者安全机构是克利夫兰诊所旗下进行数据编译和分析的医疗机构，通过与医院负责质量控制或者感染控制的一线人员对接沟通，收集一手可视化程度较高的治疗数据，分析其中的关键问题和有待改进的地方，制定新的医疗方案并创造新的医学技术加以解决，从而推动医学中心质量管理工作。克利夫兰诊所通过医疗数据网络系统进行医疗数据对比，纳入病历、手术、临床医疗、病人术后恢复状况等相关数据并不断更新，同时组织相关领域医学专家、顶级统计学家和计算机工程师共同进行数据的研究分析。在此基础上，医学中心旗下众多的研究机构联合其他医院相关机构分享各自不断收集的治疗数据和对比数据，使得医疗数据系统实现医院之间、医生之间、患者之间以及医院、医生和患者三者之间的互通互访，促进了医疗研究的标准化。在方便医生利用数据系统获得治疗方案之余，更重要的是为患者提供基于科学数据分析而不是基于直觉的医疗服务，提升了医生的医疗服务质量，实现了主动治疗，推动医学行业医疗水平的提升，医疗方式的改进和医疗创新上的不断进步和突破。

（三）组织创新文化（医疗改革）

克利夫兰诊所是一所融合了临床、研究和教育的创新型医疗中心。研究机构通过医疗数据系统将治疗结果和医疗案例进行收集分析，然后医学院根据研究结果发现医疗困境和创新方向，在有效识别患者需求的基础上突破医疗困境实现医疗变革和创新。

1. 理论革新

克利夫兰诊所为医学研究者和医学院配置先进的医疗设备，提供研究者充足的经费支持，鼓励研究者积极开展医学研究计划，不断进行业务尝试，推进包括健康项目，护理流程和医疗数据等方面在内的理论革新。

克利夫兰诊所是全世界心脏病研究最先进的医学机构，但同时心脏病仍是美国人民健康的"头号杀手"。一方面，健康问题已经严重影响到美国的人口寿命和人民的正常生活；另一方面，巨额的医疗保健费用威胁着国会预算在国防和教育方面的支出，改变迫在眉睫。克利夫兰诊所率先提出"预防胜于治疗"的健康文化。形成健康的生活习惯是预防的主要方式之一，克利夫兰诊所从改变机构内部的文化做起，提出一系列健康项目。

克利夫兰诊所为员工和社区居民提供免费的戒烟课程，网络戒烟计划和戒烟治疗。"只雇佣非吸烟者"，帮助吸烟的医疗人员戒掉吸烟的不良习惯，同时借助政治事件和媒体宣传，扩大社会"无烟化"效应，这些举措在改善了员工和患者身体素质的同时，节省了医院的医疗成本和社会的保健费用。另外，医院倡导健康食品、提供免费的健身房和瑜伽课程鼓励员工和家属锻炼身体，并且根据员工及其配偶的健康状况和参与锻炼的积极性进行医疗投保，进一步改善了员工的健康状况和生活方式，提高了员工的生活满意度和工作自觉性。

护理流程的改善和创新推进了护理服务的标准化。低效率、低质量的护理服务是不能满足偌大的医学中心的需求的，克利夫兰医学中心手术室每天有近70 台手术，其中 60%~70% 是门诊病人。开创性的日间手术流程缩短了患者因手术或其他疾病在院的逗留时间，同时也对医疗护理提出了更高的要求。日间手术流程要求患者于手术前 2 个小时前往外科手术中心前台报到。由专职的医生助理告知手术注意事项以及解答患者对于手术过程的困惑，手术结束后，患者再由麻醉医生和巡回护士护送进入 PACU 进行 PHASEI 麻醉后康复；对于手术当天出院的病人，在 PHASEI 复苏后，转入 PHASEII 并且在由家人陪伴的情况下进行出院前康复训练，出院后 48 小时内，医院的专职护士负责联系患者，询问居家康复情况及对整个医疗、护理流程的满意度评价。护理流程的创新还体现在，克利夫兰诊所通过设立战略计划和持续改善部门工作流程，创新"标定价值流"，以 DVD 的形式代替传统的口述，在确保诊断无误的情况下，缩短了医疗部门单个患者的门诊时间，提高了门诊的工作效率。工作流程的改进一方面满足了患者希望更快康复回到家中的需求，另一方面可以节约医疗成本和时间，救治更多的患者。缩短工作流程并不等同于降低服务质量，护理人员必须在保证不遗漏任何可能导致意外事故的细节的前提下，专注于自身的工作，提升工作效率，切实保障护理质量。

传统的医疗中，患者只能按照医生的指导被动进行治疗，治疗效果的不确定性往往给患者带来了强大的精神压力。自 2007 年起，公众可以随时从克利夫兰诊所官网上查看并下载该诊所医疗质量报告，患者不但可以查看自己的病历，而且可以了解自己的治疗进展和相似的病例研究及治疗方法。每年出版的克利夫兰质量报告（Cleveland Clinic Outcomes Book）不仅包括了患者的死亡率、并发症比率以及康复后一至三年的生存率，同时纳入了患者体验/满意度这一考量因素。医院设立首席体验官负责质量数据检测，从患者体验的角度出发全方位考察医疗中心的医疗质量。即便是全美综合排名第一的梅奥诊所也做不到如此高透明度地公开医疗质量相关数据，这一举措，开创了医疗系统的先河。

2.技能创新

克利夫兰诊所的医学专家们不断进行专业领域的技术创新和医疗方式创造，并将其应用于临床案例。以下是按照时间序列梳理的克利夫兰诊所的医疗技术创新实践（见表6-1）：

表 6-1　克利夫兰诊所的医疗技术创新实践

年份	事件
1920	全球第一例咽喉切除手术、第一例成功实现不同人之间的输血工作
1921	克利夫兰诊所决定将四分之一的年收入用于医疗研究和贫困病人的治疗
1928	克利夫兰诊所建立新的医学研究大楼，此后，进行了一系列医学领域"第一"的创新突破
1940	在治疗高血压上有重大突破
1951	识别全球第一例腕关节综合征并开发诊疗办法
1956	全球第一例停止心脏运行的心脏手术
1958	选择性冠心病动脉造影发现，开启了冠状动脉手术新纪元
1959	克利夫兰诊所肾透析科成立
1963	肾移植可能性得到证明
1967	全球第一本关于冠状动脉搭桥手术的书籍得以出版
1968	全球第一例有报道的冠状动脉搭桥手术
1980	通过大脑绘图技术首次确定癫痫在大脑中发作的关联位置
1995	克利夫兰医学中心在美国心脏病治疗中排名第一
1998	全球第一例咽喉移植手术成功实施
1999	Lerner 研究中心正式成立
2002	世界首个多个部门联合的结肠炎门诊部诞生
2003	克利夫兰医学中心心脏移植手术突破 1000 例
2004	凯斯西储大学克利夫兰医学中心 Lerner 医学院正式成立
2008	全球第一例分子级的甲状腺测试、第一例接近完整的面部易容
2013~2014	心脏医疗领域排名第一，泌尿外科，肾内科，糖尿病，内分泌疾病，消化系统疾病，风湿病领域排名第二
2017	克利夫兰医学中心全美最佳医院综合排名第二

　　另外在治疗方式上的创新也层出不穷，20 世纪 70 年代，克利夫兰诊所率先用打卡的方式记录冠状动脉搭桥手术，并以心血管信息记录表的方式储

存起来并加以维护；1993 年第一家家庭健康中心开设，医疗服务网开始形成；2007 年建立患者体验中心；2009 年，克利夫兰诊所通过对因中心线感染而死亡的病人进行研究，创新医疗方法，提高了手术质量，降低了重症监护室的中心线感染率；2011 年，克利夫兰医疗总裁兼院长开创了全球医院领导力培训项目，共享经济和数字化医疗的到来，医联网逐渐发展起来；2013 年，大部分的美国医院还没有使用电子病历，克利夫兰诊所已经建立了全美最全面的电子病历系统（EMR）。这些医疗技术领域的创新成果仅仅是克利夫兰诊所近 100 年来发展成果中的很小一部分，但足以证明克利夫兰医疗中心在医疗创新领域的引领者地位，这离不开对医疗创新人才的培养，单单 2008 年，克利夫兰医学中心 Lerner 研究所的研究经费即达到了 2.5 亿美元。

3. 人才培养机制的创新

从医学教育到医学实践再到医学突破和创新，克利夫兰诊所都不遗余力地敢于在人才培养上做出投入牺牲。从 2009 年开始，克利夫兰诊所继续教育中心与质量和患者安全研究所进行合作，实行继续医学教育策略，共同编写继续医学教育课程，开展继续医学和非继续医学等教育形式的学习活动，旨在提升医疗人员的医疗水平、治疗质量和护理能力。继续医学教育形式的学习活动主要有两种形式，网络在线学习活动和现场的定期教育活动，各个机构的医疗人员都可以通过线上学习的方式，了解临床医学的前沿动态和实践知识，通过线下会议讨论的形式，监督克利夫兰诊所内部机构的医疗活动，学习外部医疗行业的动态发展。这种机构间的合作模式大大提升了医疗人员的专业技能，缩短了医疗人员的临床水平，在人员培养上起到了重要的作用。为了使医生的治疗不再单单依据直觉，克利夫兰诊所不断推进数据研究，"知识计划"项目的开展极大程度地支持了医生决策，但不意味着医院降低了对医疗人员的专业要求。2013 年，克利夫兰诊所医疗数据网包含超过 22 万名患者的信息数据，需要每年花费 100 多万美元加以维护，相关机构的医疗人员和管理人员每周进行系统数据学习的时间大约 30 个小时，这就要求医疗人员在熟练掌握医疗技术的同时紧跟大数据浪潮，利用前沿的数据网络提升治疗水平。

4. 医疗机制创新

克利夫兰诊所创造性地提出"创新区域"这一构想，不同领域的专家可以跨越时空，聚焦在同一个领域，共同探索，互相学习。创新领域不单单体现在网络世界的互联互通，更多的是摒弃固有的思维和偏见，身体力行进入其他优秀的医疗组织或者机构团队里学习交流，互相促进，开阔视野和思维，从而产生新的想法并将其应用于医疗实践中。跨领域合作是医疗机制创新的产物，医学研究的长周期性和资金的大量需求，使得医疗改革和创新往往只有在医疗集团中才有可能实现。传统医疗组织不会主动进行创新，也没有能力通过联合外部合伙人将创新想法转化为市场产品。克利夫兰诊所以市场为导向，奉行"患者至上"的理念，通过与商业专家进行合作，将医学研究应用于医学领域，从而帮助提升医生的技能并将其转化为市场化产品，进行生产和销售，为患者提供新的就医渠道的同时激发了医生进行医学创新的主动性，促进了医学领域的治疗研究。

为了将创新的医疗技术转化为商品推向市场，克利夫兰诊所增设技术转化部门，负责将研究成果转化为创新产品进而交付市场这一商业运作流程，交由专业的商业团队进行打造生产、包装销售，使得机构医疗人员可以专心于医学领域的研究和治疗。克利夫兰诊所创新中心（CCI）由 3000 名医生和科学家组成，负责医疗技术转化工作，旗下包括第一家提供商业电子显微镜的雷诺神经公司，多发性硬化症（MS）领域的权威米勒研究中心等技术公司和研究机构。CCI 旗下的医疗公司几乎涉及了医疗的方方面面，在众多领域都做到了突破创新，而且 CCI 通过开发健康创新联盟计划，与其他优秀个人医疗系统合作，打造了由大学、克利夫兰诊所和其他医疗中心共同组成的战略联盟。CCI 中的每一位医疗人员都能够与克利夫兰诊所系统里的医疗人员保持相同的目标，奉行相同的机构使命，融洽相处，互相学习进步。在创新型人才培养上，克利夫兰诊所设立以培养医学专家为宗旨的克利夫兰·勒纳医学院，将计算机研发前沿的沃森系统引入医学教育，实现临床、研究和教育紧密结合，通过培育具有好奇心、创造力，专业技能和跨专业知识的医疗人员，引领医疗变革新趋势。

医疗变革和创新多发生于多学科的交叉处即边缘地带，推崇合作的克利夫兰诊所能够发挥跨专业优势，实现医疗革新。其所拥有的灵活组织文化，包容失败鼓励自由创新的研究氛围，造就了机构的医生和医学研究者勇于失败，敢于创新的研究态度。与之相辅相成的是，不断突破医学困境的创新产品和革新理念进一步促进了机构的组织创新文化的形成和发展。

三、克利夫兰诊所独特的竞争优势：医疗为核心的多模式运作

克利夫兰诊所从一个私立诊所发展成为一个大型的医疗机构，与其以价值为驱动的组织机制是密切相关的。注重服务价值而不是服务范围，使其可以集中更高价值的服务优势进行医疗服务系统的整合和创新，给予患者高性价比的医疗服务和患者体验。

（一）多领域合作："医疗服务 +"（线上）

大健康趋势下医疗行业呈现"医疗 +"的医疗机构运作模式，促进了世界范围内相关领域的医疗融合。"大数据 + 医疗服务"便是一个重要模式，网络空间的资源整合，可以帮助医生随时了解患者的治疗效果和恢复状况，跟踪患者的后续治疗并提供相应的建议。通过网络将线下的实体医疗机构连接起来，采取合理的运输方式对患者进行及时救治。例如通过救护车或者喷气式飞机将病人运往不同的医疗机构进行治疗。此外，克利夫兰诊所不断在临床实践的数据应用上做出创新，医学院通过与 IBM 合作，尝试将医疗数据输入沃森系统，并帮助其"理解"医学语言和内涵，未来将会在临床医学上利用沃森来支持医学决策。克利夫兰诊所的医疗数据网络发展迅速，不断完善，系统成员不断增加，2015 年美国俄亥俄州 Akron 综合健康系统加盟使其进一步扩大。此外，电子病历的发展也促进了医疗数据的整合，通过数据分析不断提升治疗水平和护理质量，使标准化医疗成为可能。标准化医疗要求治疗服务标准化和护理路径标准化，即医护人员的医疗护理能力达到同一水平，为患者提供有质量保障的高价值医疗服务。

"市场＋医疗服务"。医疗集团管理模式决定了克利夫兰诊所必须从市场需求出发，在满足患者的治疗需求的同时，提供情感方面的支持。在大数据引领医疗服务标准化的背景下，克利夫兰诊所采用以患者为中心的家庭医护的初级保健护理模式（通过医疗团队与患者单独的交流和监护，帮助患者尽快康复），识别患者细微的独特需求（包括情感需要和护理路径的选择），进行"个性化"治疗。相比于传统医院无法进行规模化医疗产品的生产，克利夫兰医学中心通过建立医学院和研究机构，与商业专家合作创办医疗机构和技术转化部门等方式，将医疗创新想法转化为市场化产品进行生产和销售，使得患者可以通过多渠道购买所需医疗产品，极大满足了医疗市场需求。从 2006 年克利夫兰医学中心宣布在阿联酋首都阿布扎比创立其首家海外机构，到 2018 年克利夫兰诊所与上海新虹桥国际医学中心合作，建立"克利夫兰医学联合"国际综合医院。克利夫兰诊所通过规模化扩张和投资合作的形式不断扩张世界医疗领域版图，既有利于克利夫兰诊所服务理念和医疗技术的传播应用，同时也满足了美国之外的世界其他国家的医疗市场需求，为更多患者提供所需的治疗服务和患者体验。

"教育＋医疗服务"。麻省总医院是哈佛大学医学院旗下的最大教学医院，与之相似，现代大型医疗集团大都实现了教育、治疗多方面的融合发展。克利夫兰诊所设立医学院和医疗机构，传授医学知识，培养医疗人才并不断通过质量监控改进医疗水平。从 2009 年开始，该诊所旗下的继续教育中心与质量和患者安全研究所合作开展教育活动，共同制定继续医学教育策略，编写继续医学教育课程，开展非继续医学教育形式的活动。质量和患者安全研究所负责收集专门的统计资料，从中发现医疗人员临床医学水平的差距；继续教育中心负责有针对性地开展医学教育活动，从而缩短临床实践水平的差距，两者相互合作，共同促进医疗水平的提高，达到改善医疗质量的最终目的。克利夫兰诊所旗下的生殖医学中心暑假实习生项目是以培养国际生殖医学人才为目标的医疗项目，招收的医学生来自世界各地，90% 都是立志成为执业医师的。在这里，医学生可以学习到前沿的学术成果，体验到完善的实验设施，同时医院可以进行临床案例的实验和基础研究的创新。克利夫兰诊所在医学教育上的创新还体现在率先突破医学传统领域,纳入信息技术和伦理道德等非传统领域知识,注重科学研究计划的创新并将其贯穿教育过程始终,从而为克利夫兰诊所乃至医学界培养了富于创造力的医生和科学家。

(二)医疗服务网(线下):层级式医疗服务网络

在1990年开始建设的网络系统的基础上,通过设置医疗服务网点,克利夫兰诊所的服务范围不再单单局限于克利夫兰,也可以在俄亥俄州东北及西部的其他地区对周边区域进行服务提供,医疗服务辐射范围随之扩大。该机构的医疗服务辐射区域呈现以主院区为中心的双圆环,从中心环往外依次是家庭医疗中心、社区医院,圆环最外面代表患者的家(见图6-1)。三级服务网络使得患者可以在家进行预约治疗,在家庭医疗中心完成例行检查或者小手术,并且社区医院的医疗人员可以随时向患者提供专业的医疗服务。每个层级的医疗机构分支都有擅长的研究领域和前沿的医疗技术,如社区医院的"快速康复"项目和家庭护理中心的"家庭心脏护理"项目,因此患者可以不必前往医疗中心进行治疗。服务网点将医疗服务分散提供,然后集中在某一个机构中实施,比如"心脏护理"项目有且仅有特定医院机构的心脏门诊部才有能力实行,从而确保每位患者都可以享受到高质量的治疗服务。随着网络信息化的普及应用,这个辐射区域从线下到线上,跨越了地域和时间,进一步扩大了医疗中心的护理服务范围。患者可以随时通过互联网向克利夫兰诊所的医疗专家进行专业性的咨询和诊疗。克利夫兰诊所通过医疗整合,将资源和服务集中于大型的医疗机构,同时借由辐射区向其他地区输送服务,这种规模化发展在一定程度上避免了医疗资源的浪费和治疗成本的增加。同时,医疗资源在各个环节的无缝对接减少了患者的痛苦,提高了医疗质量。

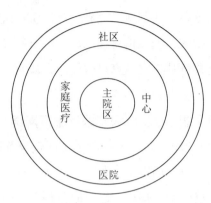

图6-1　克利夫兰诊所的层级式医疗服务网络

四、总结与启示

克利夫兰诊所的成功管理主要体现在两个方面：人才培养和组织管理。在人才培养方面，克利夫兰诊所通过入院前医学院坚实的基础教育，入院时管理层的审批检查，入院后继续教育中心和沟通体验课程的再教育，致使医疗人员的服务意识不断提升，服务质量不断改进，能够为患者提供标准化的医疗服务和护理流程。

（一）人员招聘管理

医院在进行管理人员招聘时，待录取者首先需要通过美国严格的市场准入标准，然后由管理层审核筛选，符合条件要求的入选者需要在管理领域和临床实践领域做选择，得到管理层认可后方可进入管理层，与普通医生不同的是，一律实行工资制，合同一年一签，只有能力表现优异者才能实现续签。

（二）薪酬管理制度

工资发放制度符合非营利集团性质，有利于团队协作的组织结构模式的形成。医院在人员培养时，不仅仅注重专业素质，同时关注团队协作问题。也就是说当医生为患者进行诊断或者手术治疗时，可以寻求其他医生或者相关医疗人员的帮助，而不用考虑既得利益问题。从而促进了内部医疗信息和医疗资源的共享，增强了组织的凝聚力，为医疗系统变革和创新排除了障碍，确保医疗人员没有顾忌地全身心为患者提供服务。

（三）患者至上服务理念

为了实现"患者至上"的服务理念，医院提出口号"Patients First"，从为存在信仰的患者提供祈祷的场所，优先为患者安排车位，在更换治疗医师时与患者平等协商，到医疗人员的穿着、问候、交流等方面，要求医生无论何时何地都要从患者利益、处境出发，予以患者平等的治疗体验，达到共情而不是同情患者的治疗体验。从人本身出发，以服务于人为目的的人员培养模式，获得了患者及家属的信任和良好的市场声誉，一定程度上缓解了紧张的医患关系，为提供优质的医疗服务和护理体验打下了良好的基石。

（四）经营管理模式

克利夫兰诊所在组织管理中的卓越表现同样促进了集团规模的扩张，从发展战略，市场声誉和成本节约等角度实现了基业长青。组织实行"医生管理医生"的经营模式，医生相比于外行管理人员，可以从患者的角度更好地了解患者的需求，符合"患者至上"的服务理念，同时职务差异化更加激励医生努力工作。随着患者治疗体验的不断提升，口碑效应的传播使得克利夫兰诊所在世界医疗领域享有良好的市场声誉。国外患者常常不顾路途遥远，医药费高昂，前往克利夫兰诊所进行治疗。良好的声誉给医院带来了充足的客源，除了医疗保险的受保人，也包括有高支付能力的国外患者，部分抵消了成本支出。医院通过与外部专业管理团队或者技术团体进行合作，改进了技术设备和护理流程，减少了医疗集团额外的成本支出，医疗人员不需要在非专业领域花费额外精力，但同时又能掌握行业里的前沿动态，顶尖设施和医疗技术，提升了医疗效率，促进大健康医疗产业的融合发展。

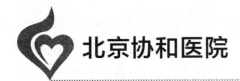 # 北京协和医院

一、北京协和医院基本概况

（一）医院简介

北京协和医院坐落于中国北京市东城区，成立于 1921 年，由美国洛克勒基金会创办。在建立之初，志在"建成亚洲最好的医学中心"。如今，北京协和医院是一所结合医疗、教学和科研于一体的现代化三级甲等综合医院，同时也是国家卫生健康委员会指定的全国疑难重症诊治指导中心。北京协和医院作为高等医学教育和住院医师规范化培训国家级示范基地连续十年蝉联复旦大学医院管理研究所公布的"中国医院排行榜"榜首位置。北京协和医院承担着我国临床医院研究和技术创新的重任，以学科齐全、特色专科突出、技术力量雄厚以及多元化学科的综合优势享誉海内外。

19 世纪末，美国石油大王约翰·D·洛克菲勒把部分财产用于建设教育慈善事业，而后于 1904 年成立了基金会，名为公共教育基金会，主要用于教育事业的发展。出于对中国文化的喜爱，洛克菲勒希望能够在中国开展教育事业，曾多次派使团前往亚洲进行考察。在 1909 年，第一个考察团前往中国、日本和印度等东方国家进行考察，即"东方教育考察团"。由于当时中国的医学教育事业处于较为落后、医学资源相对匮乏的状况中，因此考察团建议将中国慈善教育事业的重点放在医学教育机构的创立方面。在第二次考察团出使之前，洛克菲勒意识到慈善事业对世界公共事业的重要性，因此他再次向基金会注入 1 亿美元，并将公共教育基金会改名为洛克菲勒基金会，由大儿子担任会

长。洛克菲勒基金会在美国资助了很多大学和研究所，包括芝加哥大学、哈佛大学、约翰·霍普金斯大学等。1914 年 4 月，洛克菲勒基金会派出第二个考察团，旨在了解中国的医学教育状况，即"第一次中国医学考察团"。此次考察的持续时间较久，共计 4 个月，在走访了北京、上海、天津等十五个城市和几十家医学院后，考察团最终提交了《中国的医药卫生情况》报告，此份报告为后来的医学教育与发展提供了很多具有价值的参考材料。同年 11 月，洛克菲勒基金会针对中国的医学教育情况出资筹建了美国中华医学基金会（China Medical Broad，CMB），又称洛氏驻华医社，成为洛克菲勒基金会在中国的一个分支，由洛克菲勒的小儿子担任主席。1915 年，洛克菲勒基金会再次派出考察团，即"第二次中国医学考察团"，旨在确定医学院的选址及具体的办学方针。经过十年的研究与深入考察，洛氏基金会更加坚定了在中国开展医学教育的决心，期望在中国建立一个东方的"约翰·霍普金斯医学院"，经过考察后最终把医学教育机构定在北京协和医学堂和上海哈佛中医学院。

（二）医院发展历史

北京协和医学堂成立于 1906 年，是英国伦敦教会在慈禧等人的支持下创办的。鸦片战争后，有大量的传教士来到中国布道、办学和传医，日渐强大的传教士队伍希望通过对外传教来宣扬自己本国的民族精神从而彰显本国强大的实力。在协和医学堂成立之后，英美的其他五个教会也加入其中。1915 年 6 月，洛克菲勒基金会以二十万美元购买了北京协和医学堂的全部资产，并改名为北京协和医学院。为了扩建医院，洛氏基金会以 12.5 万美元购买了附近的豫王府。北京协和医院的建筑设计由温哥华的著名建筑师柯立芝负责，柯立芝耗费四年的时间（从 1917 年至 1921 年），将北京协和医院打造成一座具有保留中国元素同时融合西方特色的中西合璧的医院建筑群和校园，共建成了协和医院的 55 幢建筑物，其中包含了 14 座主楼，可以同时实现教学、办公、医院、礼堂和动力房的功能，如图 7-1 所示。

经过 99 年的发展，现在的北京协和医院共有 4 个院区、总的建筑面积为 56 万平方米，共有 4000 余名在职员工、5 名两院院士。协和医院重视临床、科研和教育，拥有 57 个临床和医技科室、20 个国家级重点学科、29 个国家临床重点专科、22 个博士点、29 个硕士点、6 个国家级继续医学教育基地、19 个国家住院医师规范化培训专业基地以及 8 个国家专科医师规范化培训试点基地。此外，北京协和医院代表我国最高的医疗水平，对患者开放的床位有 2000 余张，年手术量达 53 852 人次，年出院患者达 11 万人次。北京协和医院曾多次获得"全国文明单位""全国卫生系统先进集体""中央国家机关先进机关党组织""全国民族团结进步模范集体"等荣誉称号。

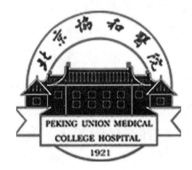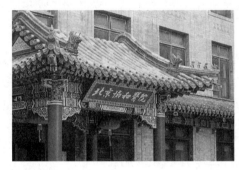

图 7-1　北京协和医院

二、北京协和医院人力资源管理实践

人力资源管理就是组织的管理者在打造一支高质量的团队时所必须面临的管理事项，选用最优的人力资源组合，使得组织的人力资源发挥出最大的效用，从而为组织带来高回报。对于任何一个组织来说，人力资源管理都是非常重要且必要的，是医院管理的重点内容。北京协和医院有精细的组织结构、明确的经营目标，庞杂的员工数量需要医院管理者进行合理有效的人力资源管理实践。具体内容包含医护人员的人力资源规划、人才的招聘与解聘、人才的培养等。由于医护人员从事的工作与相关的专业知识匹配度极高，因此医院人力资源管理的重点在于招聘人才、培养人才和留住人才。

（一）组织构架与部门设置

北京协和医院作为一所非营利性的国家公立医院，其组织构架由院长（法人代表）、医院的领导团队、党政职能处室、委员会、临床医技科室、其他5个部分组成（详见图7-2）。医院现任的院长是赵玉沛医师，他同时担任着基础外科的主任医师和医学院的博士生导师；医院的领导团队由8人组成，除院长外，另有1位书记、1位副书记、1位总会计师和4位副院长；党政职能处的职能为支持和保障医院的日常运行，同时肩负着监督和对外宣传工作；医院共设有18个委员会，为医院工作的有序展开提供沟通和交流的平台；临床医技科室按照是否涉及手术及诊断和治疗相互独立的原则，将医院的临床科室简单地分为三大部分，分别是手术科室、非手术科室和诊断科室。

（二）人才招聘

协和医院的招聘方式主要有四种：校园招聘、社会招聘、博士后招聘、实习生招聘。根据岗位的不同，所招聘的群体和要求有着很大的差别。一般来说，协和医院的应聘流程大致可分为四步。第一步，在北京协和医院官方网站的员工板块进行新用户注册及登录；第二步，在线填写并提交简历；第三步，选择具体的应聘岗位；第四步，提交最终的应聘志愿。协和医院在招聘时就将"严谨、求精、勤奋、奉献"的精神进行传递，新员工在入职时必须宣读入职誓言，履行就职仪式。新员工入职誓词如下：我愿意做严谨的协和人，严于律己，求真务实，以科学的态度做人做事；我愿意做求精的协和人，立志高远，精益求精，勇攀医学高峰；我愿意做勤奋的协和人，锐意进取，奋发有为，以全面发展为己任；我愿意做奉献的协和人，待病人如亲人，待同事如家人，为祖国医疗卫生事业和呵护人类健康奋斗终生。

（三）人才培养

1. 协和医学院的由来

洛氏基金会在原来的"协和医学堂"占地面积和建筑规模的基础上，购买了旁边的豫王府进行协和医院的扩建，将北京协和医院打造成了一所汇集中国传统文化特色与西方先进技术的建筑群。洛克菲勒基金会为了建造北京协和医学院，前后共投资了750万美元，破坏了原计划中投资100万美元的计划，因此洛氏基金会放弃了上海哈佛中医学院的改造计划。

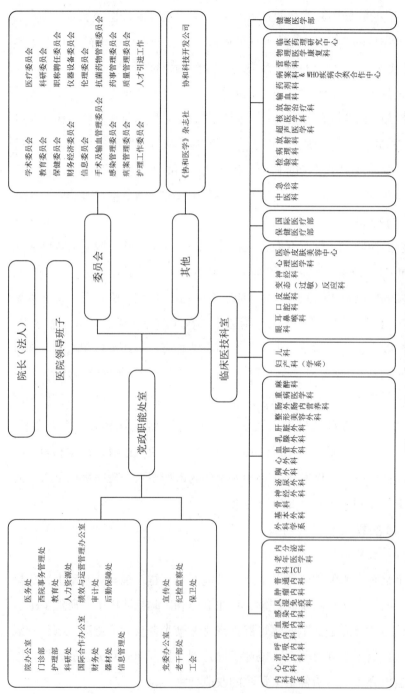

图 7-2 协和医院组织结构与部门设置

　　1917 年 9 月，协和医学院医预科开始招生，在 1919 年时开始招收女生进入医预科，成为中国第一所真正意义上的医学院。1919 年 10 月 1 日，协和医学院正式开学，对于想要进入协和医学院的学生来说，必须先进入医预科学习两年且通过入学考试后才能被正式录取。1920 年，协和医学院的护校开始招生，学制为四年，第一任校长是来自约翰斯·霍普金斯医学院的沃安娜。北京协和医学院在 1921 年正式成立，第一任校长是来自美国洛克菲特医学研究所的助理住院医师麦克林。协和医学院的开幕典礼从 9 月 15 日开始，22 日截止，共计持续一周。在开幕的一周内，每天都有高端且专业的学术报告或者讨论，这些报告来自美国哈佛大学、约翰斯·霍普金斯大学、法国巴黎大学等，参加学术活动的人有来自国内外的著名科学家达到 280 多人。在协和医学院建设初期，有很多来自西方的医者怀着满腔的热血来到协和，期望在神州大地上建立医学王国，推动东方的医学事业的发展。

　　2. 医学生的培养

　　拥有了先进的设备、设施、实验室和图书馆之后，接下来就是要招聘精英，并培养一批优秀的医学人才。洛克菲勒基金会致力于将北京协和医学院打造成东方的"霍普金斯"，最初按照美国的霍普金斯模式结合协和医学院的具体情况，创立了独具特色的"协和模式"。建校之初就确立了"高标准、高起点、高水平"的办学方针，并且首创了八年制的医学教育体制。从 1915 年收购到 1921 年创立期间，协和医学院先后聘请了 151 名高级教学人员，其中多数是来自英国、美国、加拿大的专家，他们怀着热血和激情担任着学校的教学工作，希望在改善中国医学事业上贡献自己的力量。为了学习世界上最前沿的医学知识，与国际沟通，协和医学院采用全英文教学。那时的中国缺乏医学参考资料，学生使用的教材和参考书都是英文的，图书馆的杂志和书籍也是英文的，由于教师团队里有很多是外籍老师，学生和老师之间的交流、甚至中国学生之间的交流全部是英文。对于医学院的学生来说，虽然这过程很艰苦，但是几年下来，他们能够完全掌握医学英文，能够毫无障碍地阅读英文原版教材，能够与他人流利地用英文对话。

协和医院在中国首创了八年的医学教育体制，学生前三年进入医预科阶段，在清华大学学习基础的自然科学和社会科学知识，后五年进入协和医学院本部进行医学教育学习。在协和本部的五年里，头两年是学习基础科，中间两年是临床课程学习，最后一年是作为医院的住院医师进行实习。完成前四年学习的学生可以取得医学学士学位，继而在医学临床学习阶段顺利毕业后取得医学博士学位。之后，学生可以进入协和医院，成为住院医师进行培养，继续学习医学知识。协和医学院秉持着"高进严出"的淘汰制度："高进"是指能够成为协和医学院的学生，录取分数普遍很高，坚持小规模招生；"严出"是指进入协和医学院学习的学生会面临残酷的淘汰制度。在医预科学习阶段结束后，根据各门科目的考试成绩和老师评语来决定能否进入本部继续学习。在整个学习过程中，协和医学院规定：一门课考试不合格要补考，两门课考试不合格要留级，三门课考试不合格就要被淘汰。协和所有的考试科目的及格线均是75分，能够得到85分的同学已经很优秀了。协和医学院的第一届学生仅招收了8人，但最终只有3人毕业，其余5人均因为不合格而被淘汰。由于这种极其严苛的教学制度，时常会出现老师比学生多的现象。也正是由于这种极端的淘汰制度为中国医学界培养了一代代医学大家。

学生在进入协和医学院本部后，会有固定的导师对接，实行教学的"导师制"。协和医学院鼓励实行基础与临床的双导师制。导师的言传身教能够帮助学生发掘自己的潜能，同时能够对学生因材施教，为学生提供一种高度个体化的教育形式。在这种"导师制"的教学模式下，学生和老师的距离被拉近了，老师手把手地进行教学，把患者的床边变成教学的课堂，学生能够更加直观地接触自己的专业。协和的"导师制"使得老师对学生产生了深远的影响力，尊师重道是协和医学院的校园气息。

3. 住院医师的培养

在协和医院，临床医生被分为六级，分别为：主任医师、主治医师、住院总医师、第一助理住院医师、助理住院医师、实习医师。"住院医师制度"最早是由欧洲传入美国，随后在全球各个国家盛行。住院医师是每个年轻医生的必经阶段，时间跨度为三至五年，在此期间要对患者全面全程负责。经过富有经验的医生指导，将自己在课本所学真正用于实践，在良好的医疗学习氛围中，对患者要做到随叫随到，及时掌握病情的动态。协和医学院的住院医师有两重身份，既属于医院编制的正式员工，也是正在接受毕业后继续教育的学生，住院医师阶段是能够把课本知识转化为自身能力的阶段。在协和医学院毕业的学生有很多在后来成了协和的骨干，比如林巧稚、诸福堂等。除了本校的学生，也接受其他医学院的毕业生，如张孝骞、吴英恺等。住院医师制度鼓励年轻学子们不仅学习临床训练，还应多涉猎其他的专业。妇产科的林巧稚就要求所有妇产科的骨干必须掌握内外科的基础知识。严格的住院医师制度保证了住院医师的学习质量，期间他们几乎没有属于自己的时间，平均每天要工作 12 个小时以上，除了休息时间在宿舍，其他时间都在病房、门诊、实验室和图书馆，这就是二十四小时值班制。住院医师的学习形式与在校学生有很大不同，前者主要是通过结合实际工作讨论的形式，分析病例和学习文献并做报告，强调"在干中学"。住院医师必须参加各种形式的查房，比如责任医师查房、病房主治医师查房、总住院医师查房、科主任查房、科内大查房、全内科或者外科等全院性大查房等。实习医师还要负责二十名病人的基础医疗事务，助理住院医师则要负责三十至四十名的住院病人，并且要保证随叫随到。在协和医学院，住院医师除了自己当学生之外，还要负责实习医师的教学工作。在老协和，住院总医师一直是最苦最累的职位，但同时也是令人称羡的，因为在任期间能够全面快速地掌握相关知识，也有助于进入病房的管理角色。

协和的教师也分为六级：教授、襄教授、副教授、讲师、教员、助教。协和医学院注重丰富教学队伍，为避免知识的闭塞，尽力打造一支具有多样性的教学团队。协和医学院坚持招聘最好的人并且让他们开心。自协和创办以来，就吸引很多高端国家人才前来，他们为协和为中国的医学发展带来了尖端的医学技术和知识。医院的管理方每年都会拿出一部分专项资金用于外宾来访，创立至今，协和医学院已经有了相当成熟的国际合作与交流的运行机制。Lawrence·Tierney 教授来自加州大学旧金山分校，自 2005 年起，连续四年，他都主动要求前来协和医学院访学。期间他不仅做学术报告，而且参加医院查房和青年医生培训，对医学生实行床边教学并且进行临床演练。他认为协和医院在教学和医疗方面都很出色，每一次的访学对他自身来说都得到了长足的进步。除了"引进来"，协和医学院还坚持"送出去"的培养方针。自 2009 年起，协和医学院发起"百人计划"项目，选拔医院内优秀的青年骨干出国学习，由医院全额资助。归来的学员把自己的所见所学所闻撰写成文，并与全院上下员工进行分享。此项目的培训规模大、跨越地域广、参与阵容强，受到青年一代的广泛好评。

4. 护理人员的培养

北京医学院高级护士学校于 1920 年 9 月开始正式招收第一批学生，这是我国第一所专门培养高级护士的学校。这里孕育了很多对中国护理事业做出突出贡献的人，如王琇瑛、陈路德、黎秀芳、刘淑媛、吴欣娟、林菊英等，其中王琇瑛先生是我国第一位南丁格尔奖获得者。在长期的实践过程中，在"三基""三严"的协和精神的熏陶下，协和护校逐渐凝聚成了"勤、慎、警、护"的护训，并根深于护理队伍的每一位成员心中，践行于学习和工作之中。勤——护理工作需要勤于思考、勤于行动，为患者创造出整齐、洁净的环境需要护理人员付出辛勤的劳动；慎——护理工作关系到患者的生命，承担着患者的寄托，容不得一丁点儿的马虎，一个人的时候要慎独；警——对患者的情绪变化要警觉，对病情的变化要警惕，用所学的基础医药知识加之高度的警觉意识和责任心，随时随地观察患者的情况；护——病情痊愈需要三分医治、七分护理，要求护理人员对待病患要用心呵护，从而使得患者身心舒适以快速康复。

协和医院的病房必须按照统一的标准配备，护理人员每日完成晨间基础工作后，所到之处都成了风景：洁白平展的床单，枕头开口、暖瓶把手、小茶壶嘴都是朝着一个方向呈一条线。除了负责患者每日常规护理，还需要主动了解患者的病情、习惯及喜好，寻找患者生病的原因，协助医生实施治疗方案，帮助患者早日康复。

北京协和医学院的分级护理制度是区别于我国其他医院的护理制度。在大部分医院中，病人入院后其责任医师根据其病情的严重程度和自理能力来确定护理级别，护士作为护理工作的实施者。而在协和医院，病人的护理级别由护士来决策，这使得病人的分级护理真正成为护理性工作。分级护理的级别主要被分成四种：特级护理、一级护理、二级护理、三级护理。各科室根据自身的特点，制定自科室的分级护理决策依据，每个科室的决策依据都有所不同。就特级护理而言，妇产科的决策依据是：①病情危重（随时可能需要抢救）；②肿瘤患者及重症患者；③化疗患者。而内科的决策依据是：①病情危重（随时可能需要抢救）；②大手术后需要密切监测生命体征的患者；③各种复杂大手术及重症监护者；④开腹或腹腔镜手术当天及术后第二天的病人；⑤当天手术的病人。在对患者开出护理级别后要在患者的资料表上体现出来，一般用紫色代表特级护理，绿色代表一级护理，粉色代表二级护理，蓝色代表三级护理。之后根据患者的病情变化会及时进行调整。分级护理制度能够使得护士主动承担起对病患关爱的责任，使得护理人员的专业领域得到进一步的拓宽，从而推动护理科学的快速发展。

5. 员工的晋升发展

公平、公正、公开的干部选拔任用机制。经过一年多的酝酿和筹备，北京协和医院在 2014 年圆满完成了中层干部换届工作，其中新提任干部达 44%，45 岁及以下人员占到干部总人数的 40%。在换届方案出台、实施全过程始终坚持群众路线，充分发扬民主，实现了理念创新、流程创新、方法创新，保证了干部选拔任用的公平、公正、择优。干部选拔任用机制共分为 8 个步骤，分别是公布岗位、公开报名、资格审查、民主测评、竞聘演讲、组织考核、任前公示、宣布聘任。

职称评审机制的科学化。专业技术职务聘任在申报条件上特别强调临床实践和能力水平。近年实行两级评委会制度，保证评价的科学合理。以正副高级专业技术职务的聘任工作流程举例，首先组建高级专业技术职务聘任委员会和各分委会；然后个人填写竞聘报名表，科室审核并签署意见；接着医院的医务处、科研处、教育处、人力资源处、护理部、门诊部、纪委等审核参聘资格；在审核完个人的参聘资格后，分委会组织评审个人竞聘报告，组织正高级聘任评审、审核分委会副高级聘任审核结果、纪委监督抽取评委环节和评审现场；最终，评审经过报批以及公示。

北京协和医院作为我国首批护士岗位管理试点医院，在护士的职业晋升和发展方面制定了完备的制度框架，在责任制整体护理的基础上，建立以分层管理为核心的护士岗位管理体系，通过职称、年资和学历三方面的测评确定其胜任力（见表 7-1），在岗位设置、护士配备、绩效考核、职称晋升、岗位培训方面为全国医院做出了表率。

表 7-1 协和医院护士发展路径

年资	≤ 3 年护士 / 低年护师	>3 年护师	>8 年主管护师	>12 年专科护师
胜任力	成长	熟练	精通	专家

（四）人才保留

随着医疗人事制度的改革，协和医学院的员工离职现象越来越多，员工离职率不断上升。根据相关研究（公立医院员工离职原因及影响因素研究——基于北京协和医院 135 份员工离职报告的分析）发现：从离职岗位角度分析，医生和护士群体占绝大部分；再从离职人群的入职时间角度观察，员工离职的高发期是在进入协和的第三年到第六年之间。剖析协和医学院员工离职的原因，主要被分为五类：学习机会、外部职业成长机会、家庭原因、职业倦怠、不适应协和医院环境。学习机会是指出国留学、继续从事国外课题研究不归。外部职业成长机会是指在协和医学院之外发现让自己更加满意的工作岗位。家庭原因是指员工自身家庭事务的原因，如照顾老人等。职业倦怠是指对目前的工作状态不满意从而主动寻找新的就业岗位。不适应协和医院的环境是指认为在协和医院工作压力较大、难以通过各项考核的环境下员工主动离职。初级及中级职称的医生离开协和医院之后去向主要是学习深造，副高级及以上职称的医生离职后大部分是去往其他医院继续担任医疗教学工作。应对医院员工离职现象的措施多是具有普适性，如加大对医护人员的关心、关注员工的职业倦怠、为员工量身制定职业生涯规划、为任职员工提供更多的深造机会。

（五）量化绩效考核

北京协和医院的绩效考核从全面综合绩效考核到复合量化绩效考核，探索建立"综合＋单项"的复合型绩效考核模式，促进公立医院的精细化管理和公益性体现。2014 年起，医院大力推进院—科—人三级考核分配体系建设，保证按劳分配、优绩优酬。具体的考核措施主要有两项：第一，加强成本管控，统一试剂管理。北京协和医院将试剂管理工作纳入综合绩效考核指标，考核方案增加试剂成本收益比重，鼓励科室加强试剂管理，厉行节约。自 2013 年医院推行试剂统一管理后，试剂成本逐年下降，盘点符合率逐年提高。第二，手术专项绩效，优化资源匹配。医院从 2012 年起设立手术专项绩效考核，该举措使得主任医师四级手术占比增加、低年资医师手术量明显增长。

（六）协和医院文化

医院文化是指在自身成长发展过程中，在向社会提供医疗服务的实践活动中逐渐形成的，被全体员工共同遵循的价值观念和行为规范，并以此指导自己在实际工作中的工作表现。医院文化在医院发展实践活动中具有多种功能，如导向功能，能够为医院的发展提供正确的发展方向；团结功能，能够创造一种大家庭的工作氛围，把全体员工凝聚起来；激励功能，注重激发员工工作的积极性、主动性和创造性；约束功能，依据医院文化确立了一整套的符合核心价值观的行为准则，从而规范了员工的思想和行为。协和医院的医院文化主要是由物质文化、制度文化、精神文化组成。

1. 物质文化

1915 年，洛氏基金会以 20 万美元购买了"北京协和医学堂"的全部资产。原有的几所主体建筑难以满足洛氏基金会对协和医学院的伟大设想的需要。美国中华医学基金会在北洋政府的帮助下以 12.5 万美元购买了附近的豫王府，用作扩建协和医学院。协和医学院的整个建筑设计由柯立芝负责，他是统筹哈佛医学院和洛克菲勒研究所的著名设计师。起初，洛氏驻华医社原计划拆除豫王府的原有建筑，打造一所现代建筑风格的西式医学院。柯立芝带着他的建筑计划来到中国，当看到豫王府的时候，他就被眼前的精美建筑震惊到，并且为这座壮丽的建筑将要被毁而感到悲痛。于是，柯立芝重新修改了原本的建筑方案，决心建造一所中西合璧的宫殿式医院建筑群。1917 年协和医学院建筑队开始动工，1921 年建成，前后历时了 4 年。最终共建成 55 幢建筑群，14 座主楼按照字母进行编码的，除了礼堂楼 A 楼之外，其他的楼与楼之间均可以通过走廊相互连接。协和医学院的建筑与管理方针如出一辙，紧密协调。不论在协和的哪一个角落都能够看楼道里的壁钟，全院的子钟与会议室的母钟相连，母钟可以用来调节全院时钟的快慢。还有就是协和的病案室里陈列着从开院以来的所有病历，按照姓名和疾病皆可找到。

人人都知道协和医院有"三宝"，即病案、教授、图书馆。这三宝不仅是协和医学院最有力的历史证明，也是非常珍贵的医学宝库。病案是协和医院的第一宝。从手术台上下来的医生第一件要做的事情就是写病历，医生们在撰写病案的时候要保证思维的缜密与合理的逻辑。学生们最初写病历时，需要修改十几次才可通过，最后一篇病历通篇是红字，往往被改得面目全非。几年下来，老师的审批意见越来越少，修改次数越来越少，病历上的红颜色也越来越少。写病历的整个过程是对病例疾病的诊断梳理，也是训练逻辑思维的过程。由于对病历的严格要求和重视才使得协和医学院拥有如此珍贵的无价之宝，使得协和能够走在临床科研前端。自建院以来，协和保存了所有病历约 390 万册。协和医学院还会定期举行病历展，展示典型病历，并对外开放。2017 年是张孝骞 120 周年诞辰，协和医学院举办了病历展，共展出病历 979 件。

教授是协和医院的第二宝。协和医院每年都会有来自哈佛、约翰斯·霍普金斯等著名大学的教授，担任教员或者负责一些课题研究。他们一般会被协和医院聘为客座教授在中国待两年，两年内，他们用自己的专业知识传授最先进的技术，为协和医学院的学生带来新的医学理念，促进了协和优良的学术氛围的养成。两年后，客座教授回到自己的国家，扩大了协和的影响，也将中国医学事业的发展近况传播到西方，从而形成了医学事业的良好的国际交流模式。

协和医院同欧洲、美洲、亚洲的众多国家和地区的上百家机构建立了联系，与国际机构、民间组织建立了国际合作中心，在多个领域开展合作。越来越多的世界著名的学者到协和交流访问，受聘名誉教授或者客座教授，促进了协和医院与国际同行的学术交流和友好往来。

图书馆（以下称"协和图书馆"）是协和医院的第三宝。协和图书馆创立于1917年，曾在20世纪中期成为"亚洲第一"的医学图书馆。最初协和图书馆位于洛克哈特楼，管内破陋不堪，馆藏图书资料十分有限。1921年，协和图书馆迁至新馆C楼后正式对外开放，各界人士均可前来借阅。后来由于图书馆的空间局限，将L楼的一层、二层也拨给图书馆。协和图书馆的图书多为生物、医学期刊，并且多是英文版本。协和图书馆在初创时期成立图书馆委员会，由馆长和各教授组成，专门负责图书馆重要事项的决策。1922~1940年为协和图书馆的蓬勃发展阶段，馆藏图书达5万余册，期刊订阅种类达500多种。战争时期，协和图书馆被日军占领而被迫闭馆，当时馆藏图书已达到75 000册。在1947年，协和图书馆恢复开馆，馆藏书籍达8万余册。协和图书馆学习了西方的管理模式制定了科学而开放的管理制度，如开架借阅方式、期刊过夜制度等，从而使得协和图书馆成为其他医学图书馆的学习榜样，优秀且专业的管理者推动了图书馆的发展。

2. 制度文化

组织的制度是组织文化的载体，文化也需要制度作为保证，需要用制度践行文化。组织制度是组织文化的重要组成部分，归根到底，制度是服务于组织的文化，但同时又区别于组织文化。协和医学院优良的制度确保了协和文化的继承和传扬，协和医院多年践行着"病人需要什么，绩效就考核什么"的综合考核体系。在培养人才方面，不仅是用于人才培养的住院医师制度、医本科导师制度，还是在医疗工作中的大查房制度、医疗质量监控制度，都能体现出协和医院具有浓厚的制度文化。

健全监督机制，保障绿色运行。北京协和医院倡导廉洁风气，禁止一切腐败行为，因此采用了财务—体化的制度，将内部控制流程嵌入财务信息系统，形成一体化财务管理。数据同源实现了会计核算的精细化，避免财务漏洞。在采购上，倡导协和模式贯彻阳光采购，不断优化器材管理的流程，完成科学管理体系。为了切实防止腐败行为，协和医院共设置了三道防线。第一道，前期预防，重点在于宣传教育、权力运行和制度建设；第二道，中期监控，主要措施是运用有效的监督手段、及时发现问题、强化监督的效果；第三道，后期处置，在发现腐败行为后，首先反馈问题，及时整改，对于违法违纪的行为予以责任追究。

重大事项决策采取委员会制。北京协和医院的重大事项交由专业委员会讨论是实行专家治院、民主管理的优良传统。近年来协和医院不断创新委员会产生办法及运行机制，采取专家库抽取制、聘期制、退出及回避制等，保障了医院重大决策的民主、公开和科学。

3. 协和精神

在协和创立70周年之际，逐渐形成了让人民赖以信任的协和精神，"严谨、求精、勤奋、奉献"八个字是对协和精神的高度概括。"严谨"是指对待学术和科研要以严格科学的态度。在育人方面，体现在近似残酷的淘汰制度；在医疗方面，主要是通过严格的住院医师制度、严格的查房制度体现出来。"求精"是指对待工作要高标准、高要求，比如老协和的病历编写工作一定要做到极致、最好的程度。"勤奋"是员工对工作不惜时间和精力的高投入，是严谨和求精的基础和保证，协和的医生没有八小时之外，只要是患者需要，医生永远在患者左右。"奉献"是为医学事业的发展而忘我的献身精神，忠于科学和人民的觉悟。"三基""三严"是协和精神的核心与灵魂。"三基"是指基本理论、基本知识、基本技能，"三严"是严格的要求、严谨的态度、严肃的作风。"三基"和"三严"是协和高医疗品质的根本保障，至今指导协和的医学教育和人才培养。

在全院的企业文化的熏陶之下，各个科室也孕育了子文化。外科的"TOP"文化，T代表"Teamwork"良好的团队意识，O代表"Ownership"主人翁意识，P代表"Pride"自豪感，要求职工能够拥有良好的团队意识，并且始终饱含着主人翁意识，对自己的工作充满自豪感。妇产科的"团队"文化，协和医学院的优秀毕业生林巧稚后来成了协和著名的妇产科学家，为协和的妇产科的发展奠定了坚实的基础。"小树、大树和森林"方针是将专家老师比作大树，青年的医生比作小树，森林是对整个团队的比喻。大树掌握着科室发展的方向，帮助并且指导小树的成长与发展，小树要尊敬和爱护大树，这样才能形成一片生机勃勃的森林。特需医疗部的"一个坚定""两个精神""三个第一""四个一样"，"一个坚定"是指在政治立场上要坚定；"两个精神"是指要始终践行协和精神、满怀团队意识；"三个第一"是指在对特需部队服务时要保证服务第一、质量第一、效益第一；"四个一样"是指坚持自己的本职工作，领导在岗和不在岗，员工的工作表现是一样的；言行一致，也就是行为要跟承诺一样；对待国人与外宾一样、官职大小也要一样对待。

三、总结与启示

（一）严格的"淘汰制"

协和医院自创立起就立志要培养出高质量的医学人才，推动中国西方医学事业的发展。回顾近百年历史，协和医院一直在这条路上努力践行，它用那些辉煌成就证明了自己的能力。一直以来协和医院尤其重视对人才的培养，始终视人才为医院立足长青的关键。协和医院"高进严出"的人才培养理念使得在开创之时，就开始关注学生的综合素质，只有高质量的医生源才能进入协和医学院。

受到著名的 Flexner 报告的启发，协和医学院在 1919 年 9 月 1 日开始招收学生进入医预科学习阶段。医预科学习阶段主要是学习综合的医学知识，包括自然科学、人文科学和英文。协和医学院本打算将医预科的学习过程放在综合大学中，但当时中国的综合大学水平很难满足协和的要求，于是协和医学院决定自办医预科。1919 年至 1921 年间为协和自办医预科阶段，在此期间，总计收得 205 名医预科学生，有 100 名学生进入协和医学院，其中 84 名顺利毕业。1925 年至 1951 年间，协和的医学生主要来自燕京大学医预科。协和医学院要求学生在进入正式的医学教育之前要完成中英文、生物、数学、化学、物理、经济学以及社会学等课程，为的是准备一颗人文心和一副科学脑。三年的医预科学习为培育出"整全的人"奠定了重要的基础，从而也让一些学生有"退路"。学生可能在完成三年的医预科学习后，因为各种原因没有进入到本部继续进行医学学习，就可以在原校再读一年后获得理学学士学位。严格的"淘汰制"也是在服务于"高进严出"的育人理念。读完三年医预科的学生要根据各门功课的成绩和老师的综合评价，从而判定能否进入协和医学院，此为第一次淘汰。第二次淘汰是在进入协和医学院之后，尤其是头两年，严格的教学制度和繁重的功课任务使得很多学生就此退出医学领域。进入协和医学院后，医学生们一年级的学习主要为解剖、生化和生理，二年级开始临床课程学习，三年级主要采用临床示教的方式，四年级则去门诊部见习，在协和医学院学习的最后一年医学生们进入实习医师阶段，真正开始管理病人。

（二）优渥对待优秀学生

通过严格"淘汰制"的优秀学生，协和从不吝啬奖励，从而增强学生的荣誉感。20 世纪 30 年代，协和医学院设立"文海奖学金"，每年会从毕业班中评选，获得者可以得到高达 400 美元的奖金，这在当时相当于一个助理住院医师全年的工资。同时，协和医学生的学习环境优越，配备了一个休息室和健身房，学生只专注学习即可，其他生活琐事配有专人负责，包括房间清扫和洗衣等。除此之外，在校期间可免费接受疾病诊断治疗，免交住院费，免费体检等。协和医学院创立之时，整个中国的医学教育处于一种严重落后的状态，更加没有可使用的教材和参考资料，因此协和医学院采用全英文教学模式。虽然全英文的教学模式被质疑过，但是这也为跟上世界医学发展搭建了桥梁，为学习医学英语奠定了基础。由于协和医学院是"小而精"的学校，学生少、规模小、师资资源丰富，所以对于刚接受医学教育的学生采取"因材施教"的方式，从而实现"一对一""多对一"的教学模式。导师在对待病人时体现出良好的医疗作风会潜移默化影响学生，从而产生一种言传身教的良性学习氛围，启发学生发掘自己的潜力和能量，使得协和的优良基因得以传承。

（三）独特的住院医师培养体制

协和的"住院医师"制度是协和医学院持续获得优秀人才的关键。协和医学院的住院医师除了有本校学生，还有来自其他学校毕业的医学生。对于来自其他学校的医学生要先经过实习医师阶段后才可转入住院医师。住院医师有两重身份，一个是协和的正式职工，另一个是在协和接受毕业后教育的学生，此阶段强调的是"在实践中学习"。协和的住院医师可以跨科室担任病人的负责人，重在打造坚实的"基本功"，每位住院医师要负责三十至四十名病人，并且做到随叫随到，实行二十四小时值班制度。同时，住院医师担任对实习医师的"教"和"带"工作。协和医学院的住院总医师是"宝塔尖"制度的尖端，其担子最重，锻炼也最多。2006年，北京协和医学院针对住院医师和专科医师的培养引入了"3+X"的培养模式，主要有两个阶段：三年的专科医师培养阶段和两年的亚专科医师培养阶段。

协和的内科大查房制度持续了近百年，每周一次的内科大查房都是不可错过的最佳学习时机。内科几乎全部的医生会参加，同时也会邀请其他科室参加，从权威专家到年轻医生齐聚一堂，围绕疑难病症进行讨论。内科大查房主要有五个步骤：选择疑难重症病历、病历汇报准备、现场病历汇报、参与者自由讨论、主任总结发言。通过内科大查房，所有参与的医生都能够在短时间内了解到各个领域的发展现状，从不同科室之间的碰撞和整合得出最佳治疗方案，从而推动了医学事业的进步。

（四）首创高级护理培养体制

针对护理人员的培养，协和医学院建立了我国第一所正规的护校。1919年，协和护校正式开始招生进入预科阶段学习，两年后进入协和医学院学习。高级护理人员培养的初创阶段为1920年至1930年，这个阶段的师资力量和学生状况处于不理想的状态。20世纪30年代是护校发展的黄金时期，校长是毕业于约翰斯·霍普金斯医学院的胡智敏，期间开展了与金陵女子学院、齐鲁大学、东吴大学等院校的协作关系，教学质量得到了极大的改善。护校的学生在完成理论阶段的学习后，要到病房内实习，完成一例个案研究。全面深入负责一位患者，从入院到出院的所有护理工作，还要了解患者的基本信息，为患者制订护理计划，并且协助医生展开治疗方案。协和护校秉持着"勤、慎、警、护"的办学理念，培养了很多优秀的高级护理人员和具备较高医疗保健的护理骨干。

（五）"三基"和"三严"的现代医学教育理念

协和文化经过近百年的洗礼，根植于协和人的心中，践行于协和人的工作之中。协和文化是在严谨的医疗管理和对严格制度的遵守过程中，逐渐养成的为人、为事、为学的态度。协和的"三严"和"三基"奠定了协和文化的基调，老一批"协和人"的精神是形成协和文化的关键。不论是吴英恺的"公、勤、严、廉"，还是张孝骞的"戒、慎、恐、惧"都造就了当今的"关爱病人、奉献自己"的协和精神。

北京协和医学院以培养人才为核心，开发了严格而有效的制度体系，形成了独具一格的协和文化，输送了很多高质量的医学人才，推动了我国医疗事业的快速发展。复旦大学医院管理所发布的医院排行榜上，北京协和医院连续九年位居首位。协和走过近百年的风风雨雨，经过历史的沉淀后，已经成长为一棵参天大树。如今，"协和"二字代表了高标准的医疗水平，从全国100多家的"假协和"现象可以看出人民对协和的高度信任；代表了高质量的医学教育，是培养医学人才的沃土；代表了高度创新的科研研究，始终坚持"创新、争鸣、协作、引领"的信念，坚持基础与临床相结合的方针，先后获得24项国家级科技奖项，并且拥有多个国家重点实验室和科研项目。

协和人以执着的医志、高尚的医德、精湛的医术和严谨的学风书写了辉煌的历史。今天的协和人在迈向百年的新征程中，将始终秉承"以人民为中心，一切为了患者"的办院方向，不忘初心，砥砺前行，向着建设"中国特色、世界一流医院"的宏伟目标奋进。

加州大学洛杉矶分校医疗中心

一、加州大学洛杉矶分校医疗中心基本概况

（一）医疗中心简介

加州大学洛杉矶分校医疗中心（以下简称为 UCLA Health）位于美国洛杉矶，创立于 1955 年，2008 年更名为罗纳德·里根（Ronald Regan，第四十任美国总统）医疗中心，附属于加州大学，拥有 4 家医院，75 家诊所，代表性机构如罗纳德里根加州大学洛杉矶分校医疗中心（Ronald Reagan UCLA Medical Center）、圣塔莫尼卡加州大学洛杉矶分校医疗中心（UCLA Medical Center, Santa Monica）加州大学洛杉矶分校美泰儿童医院（UCLA Mattel Children's Hospital）、斯图尔特和琳达雷斯尼克神经精神病学医院（Stewart and Lynda Resnick Neuropsychiatric Hospital at UCLA）、加州大学洛杉矶分校医学集团（UCLA Faculty Group）、加州大学洛杉矶分校大卫格芬医学院（David Geffen School of Medicine at UCLA）等，是一所集科学、教学和临床于一体的综合性医疗服务机构。该院的很多学科都处于世界领先水平，也是好莱坞影星和众多政要选择的医院，里根总统的主治保健医院。目前，UCLA 医疗系统拥有 1500 名内科医生、1500 名住院医师以及其他研究人员、4000 名注册护士，此外还有 1000 多名志愿者，其中超过 200 名外科医师获得"全美最佳医生"的荣誉称号，先后有 14 人获得诺贝尔奖。每年接受并治疗 60 万特殊病例（Unique Patients）、250 万名门诊患者、80 000 名急诊患者，年住院患者达 40 000 人次。

（二）医疗中心的优势领域

UCLA Health 在多个医学领域的排名靠前，如在乳腺癌、大肠癌、癫痫、肝脏移植等领域排名第一，在老年医学、康复医学、泌尿外科、内分泌、眼科等领域均位列前五，同时还是全美十大最顶尖的肿瘤、糖尿病和神经学研究治疗机构之一。综合医疗协会连续多年将 UCLA 医疗服务集团评为加州最优秀的医疗组织，美国医疗护理者联盟（The American Alliance of Healthcare Providers，AAHP）在其组织的医疗选择颁奖（Hospital of Choice Award）中，授予罗纳德里根加州大学洛杉矶分校医疗中心（Ronald Reagan UCLA Medical Center，RRUCLA）"全美最具人文关怀医院"荣誉称号。在专业方面曾连续多年获得"美国排名最好的心脏移植计划医院""美国最好的儿童医院"等荣誉（见图 8-1）。根据《美国新闻与世界报道》发布的美国 2018—2019 年度医院排名，加州大学洛杉矶分校医疗中心在全美医院中排名第七位，美国西海岸综合排名第一。

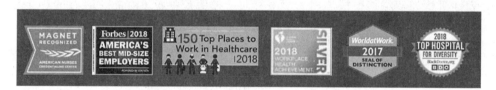

图 8-1　UCLA 医疗中心所获荣誉

（图片来源：UCLA Health 官方网站 https：//www.uclahealth.org）

2000 年以来，医疗中心的医学专家们开创了无数个突破性的创新性技术，包括腕动脉心脏搭桥术（即：从患者的手腕上截取一段桡动脉用于搭桥，实现以动脉接动脉），无血亲关系活体肝脏和连锁换肝技术等。与此同时完成了美国首例手移植和脸部移植手术，还开创使用了远程医疗机器人等。

2005 年，UCLA 被美国护理人员证书中心（American Nurses Credentialing Center）选定为 Magnet 认证项目的医院。Magnet 认证项目是为提供卓越护理服务的健康认证体系，被认为是衡量客户对于所获得的医疗护理质量信心的首要基准，也是考量医院在《美国新闻和世界报道》中排名的重要因素之一。

2017 年，UCLA 介入放射科医生利用人工智能创建了一个虚拟放射科医师（VIR），为非介入放射科医生提供临床决策支持。

二、加州大学洛杉矶分校医疗中心人力资源管理实践

作为全美顶级的医疗机构，UCLA 医疗中心所取得的系列成就与其卓越的人力资源管理实践是分不开的，UCLA 医疗体系在医院文化建设、人才选拔和培养机制、人才支持和医疗科研创新等多个方面树立了精益管理体系的标准模板，保证了医疗组织运作机制的顺利推进。

（一）聚焦患者关怀和员工关爱的企业文化

1. 目标、使命、愿景与价值观

UCLA 医疗中心高度重视医疗服务质量和患者的医疗服务体验，重视通过科学方法和循证实践来实现最优质、安全的医疗服务。他们的管理经营目标正是为每一位患者提供最好的医疗服务体验。作为世界顶级医疗机构，UCLA 医疗中心对其使命、愿景与价值观也有着清晰的定位，明确提出其使命是为服务对象提供最佳的医疗服务、科研创新和有益教学实践。同时，以医治全人类为企业发展愿景，提出要每时每刻为每一个患者施以善行，为其恢复健康、减轻痛苦，并将同情、尊重、追求卓越、发现创新、诚实、团队合作等内容纳入企业的核心价值观。UCLA Health 通过基于患者关怀的使命、愿景和价值观来构建员工、患者以及社会都广泛认同的文化，正是员工和患者在文化上的认同才最终造就了企业管理实践的成功。

2. 镶嵌于企业核心价值观的"安全文化"

相比于其他服务行业，医疗机构因其顾客需求的特殊性导致管理模式更为复杂，医院领导者需要确定什么样的企业文化可以为患者所接受，并促使员工为其提供安全、优质的服务。他们需要回答上层领导宣称的企业文化是什么？企业文化在员工层面又是如何真正实施的？在医院管理体系，安全是领导者愿景必要的、关键的部分之一，企业文化所反映出来的必然是这种愿景在组织机

构内部各个层面被共享的程度。从这个角度来看，UCLA Health 提出患者关怀导向的安全文化，可以帮助有效实践"不做任何伤害患者或客户的事"的核心价值观。

UCLA Health 长期保持医疗质量与医护安全的领导者地位，为了给患者和员工创造一个安全的医疗环境，分别在操作安全、隐私安全以及环境安全等三个方面做出了持续性的努力。

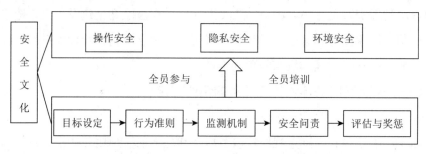

图 8-2　UCLA Health 安全文化概念图

如图 8-2 所示，概念图中的操作安全、隐私安全与环境安全分别为安全文化的三个主要方面。但是，医疗组织并没有将安全问题停留在口头上，而是即刻付出行动，把安全落实到日常操作中，使得安全文化得以成功落地。因此，UCLA Health 采取一系列相关举措保证了安全文化在员工层面的顺利执行和渗透。

（1）为患者提供有人身安全保障的医疗操作——实现动态的无事件状态

对于医疗服务机构而言，建构安全文化的挑战在于实现动态的无事件状态，动态的无事件状态是指医院的工作人员没有造成患者死亡，没有在外科手术中弄错手术对象，没有伤害性的用药错误，医院内没有发生的感染。UCLA 用药零错误的目标和一系列举措有效帮助达成了动态的无事件状态。UCLA 在卓越经营中引入先进的条形码系统，借此初步实现了全面提升用药准确性的目标。

（2）为患者的隐私安全提供保障——应对来自名人患者的挑战

医疗服务提供者有责任和义务保护患者医疗信息的私密性，并确保易受伤害的患者情绪处于良好状态。UCLA Health 在好莱坞影星和政要人物中享有盛誉，经常有娱乐影星或政要人员前来就诊，基于此给医疗中心患者信息的保密工作带来一系列挑战。在历史记录中，UCLA Health 的组织机构中曾出现过员工因谋取经济利益或出于好奇而故意泄露患者信息的案例。为防止此类事件的发生，医疗中心的管理者就医疗隐私问题定期持续性地给员工开展道德教育和培训，并从招聘环节开始严格审查人员选拔，就医疗记录外泄的后果问题与员工签订书面合同，采用科技手段排除和监控未授权的医疗记录访问行为等，以更好地贯彻和落实安全文化，进而为患者提供优质、安全的医疗服务体验。

（3）为患者和医护人员打造安全的物理环境

安全文化不止镶嵌于高度标准化的安全服务流程中，还体现为管理者对物理环境安全性的重视，物理环境的安全是一切安全服务的基础。UCLA Health 将环境安全纳入长期的服务和任务目标，为避免因自然灾害等不可抗力所带来的破坏，医学中心的建设耗资 8 亿美元之多，建造物可抵抗里氏 8 级地震。UCLA Health 基于硬件环境的设计和考虑，帮助其更好地实现了行业的使命与任务目标。

除以上三方面的安全考虑，安全文化在员工层面的具体实施情况主要包括以下几个环节。

第一，在目标设定环节，领导者们会创建一个总体的执行目标，并在此基础上将其分解为若干关键性目标，以确保安全文化的有效创建和顺利实施。与此同时，需要注意的是，简明扼要的安全目标有利于在整个组织内部持续传播，UCLA Health 的管理者借助 CICARE 行为准则（后文将会对其进行详细阐述）为员工传达明确的安全目标以及安全合适的操作程序。此外，UCLA Health 的领导者提出为避免安全文化被孤立于企业文化之外而停留在纸上谈兵的浅层面，通常将实践安全程序的操作系统与组织的价值、任务和目标紧密联系起来，并保证安全愿景的优先地位。

第二，在行为准则方面，当安全意识以及安全文化理念渗透到医疗卫生工作场所内的每一个人的日常行动中时，人们在工作的时候就会养成安全操作的习惯，而不会故意伤害别人。UCLA Health 将具体的安全操作进行标准化，写进 CICARE 行为准则，为安全文化的施行和渗透设立一系列的保障系统和志愿者项目，从多个角度对医护人员的操作流程进行监测和评估。最后达成的效果就是当员工思考安全文化时，便会想到每个人每天所从事的工作，将安全文化渗透到每天的行动和工作中去，然后通过组织机构中每个人的行动体现出来。当一线的医护工作人员热情地拥抱工作安全举措并坚信这些举措对他们所服务的群体而言具有重要意义时，安全文化就得到了成功执行。

第三，在安全监测方面，UCLA Health 提倡采取监测、奖励和循证的方式，将实际绩效不断向预定目标推进。同时借助一系列技术系统来获取及时有效的数据信息以帮助改进质量保障安全。他们提出安全保障一定是一个长期行为，要主动通过长期分析促进安全质量持续改进，而不是等到问题发生了才采取措施进行快速修复，对安全性的监管不应该成为安全任务上的阈值，不能只保证达成绩效的最低标准。为此，UCLA Health 采取了一系列措施，一方面，UCLA Health 和 Talent Plus 公司合作开发科学选拔人才程序，用于实质性地减少那些具有可疑人格特质的申请者成为招聘过程中的漏网之鱼，与此同时，在员工入职时要求所有员工签署保密协议，承诺保护患者的隐私，保护他们访问系统的登录信息，并说明他们违反以上条例可能会受到的纪律处分。另一方面，UCLA Health 的领导层基于信息系统的安全保障对记录程序增加了技术屏障，其中包括对某些特殊类型的信息实行密码保护，以及访问"目标人员"医疗记录的行为进行数据追踪并设置访问权限，根据每位员工的工作范围，为其设定相应等级的操作权限，借此密切监视对目标人员医疗记录的入侵行为。此外，UCLA Health 还使用虚假姓名，开启密码保护系统来进一步落实信息安全工作。

第四，在安全问责方面，医疗服务不是可以"免责"的地方，患者时刻面临着因医护人员道德层面和技术层面上的失误而带来的安全风险。为此，UCLA Health 投资建设了一个非常先进的电子数据信息收集系统，以快速捕捉安全事件信息。该系统改进了工作人员报告的烦琐形式，取而代之的是让每一位员工在这个系统的任何一个电脑终端都可以方便快捷地报告，为医护工作人员创建自我报告安全事件的良好环境。与此同时，在进行安全问责时，UCLA

Health 明确提出道德错误是不可以被原谅的，不管它是否符合法律对疏忽的界定标准，都始终坚持"对道德错误零容忍"的原则。

第五，在评估环节，UCLA Health 的领导者们强调，一旦安全的优先权被设定，他们就必须将其转化为行动目标和任务目标。接下来，要创建相关的、及时的目标监测方法，并提供评估工具以实施有效的分析。在医疗或其他行业，很多影响环境安全的因素往往发生在细微之处，或常常是由一些难以评估的行为所导致。对于一些很难追踪和测量的与安全行为相关的行为，UCLA Health 的领导回归到最基本的评估方法——人为观察，并创新性地推出患者安全测量（Measure to Achieve Patient Safety，MAPS）的志愿者项目，确定患者安全测量标准，招募在校学生参与，对其进行观察测量的相关培训，并为其提供来自 UCLA Health 患者安全人员的继续教育课程。学生们的观察结果将会系统性地向临床医生、医学院部门主管和医院领导汇报，然后领导将直接观察到的有用信息主动反馈给员工，结果表示这些直接观察获取的数据也得到了员工的支持和认可。

第六，全员培训与全员参与，安全文化的顺利实行需要全体医护人员以及患者的参与。对于全员培训，主要指为人们提供必要的医学知识，不仅包括医护人员，还包括有可能在紧急状况下接触到医疗放射环境的人，比如消防员。此外还需要为患者提供安全教育，提升所有患者的安全意识。对于全员参与，一方面主要体现为邀请患者为安全问题纳谏，尤其是在 UCLA Health 的医疗服务体系内，安全被当作与患者一起完成的事情，在任何可能的时候，UCLA Health 的领导者和工作人员都会赋权患者监督和提供更多的安全信息，以尽可能地避免人为错误。另一方面，在创建安全指南的时候，不仅要争取来自患者及其家属的好意见与建议，更要重视员工的观察和有效反馈，以此实现双赢或多赢。从本质上讲，当个人出于责任发现某个环节的安全问题或者提出任何其他商业举措的时候，领导者就有责任倾听、支持并授权员工将他们看到的问题转化为整个系统的转变和升级。在 UCLA Health 的历史上，员工的观察可以开启一项安全改进项目，但是只有观察是不够的，员工还应该乐于向高层领导汇报他们的安全疑问，因此领导者们会授权员工研究其所在行业内的最佳实践，并承认行业内实践的多样性。换言之，领导者要与员工并肩作战，负责任地倾听、支持、鼓励员工在系统改进方面开展安全观察和发展最佳实践。

（二）招募和选拔优秀的"服务型"员工

UCLA Health 在人员选择和招聘方面，有着严格的人才选拔标准。组织领导坚定地表示不会选择那些具有低级价值取向的候选人，他们希望的人才不仅要具备所需的技术能力，更要有诚信的品质；与此同时，他们倾向于选择与企业价值观匹配的员工，倾向于选择服务型人才，而服务导向型的员工也往往会被吸引到服务导向型的企业文化中。因此，UCLA Health 为招聘和甄选服务型人才也付出了很多努力。

在员工招聘环节，UCLA Health 邀请 Talent Plus 管理顾问公司为其提供科学的方法，帮助 UCLA Health 领导层最大限度地选拔出更具高素养的护理人员和专业且具有关爱品质的员工。为此还专门成立了 Talent Plus 公司医疗专业人士选拔面试小组（HCP），以选拔和培训护理及管理人员。在与 Talent Plus 公司合作的过程中，Talent Plus 公司借助于焦点小组分析给出那些具有高效工作表现的人重要的潜在特征，然后制定面试框架，并评估出那些重要特征的强度等级，最终生成一个有效的量化评估工具，以便 UCLA Health 能够评估那些核心的潜在因素，而这些特征对于培养服务职业素养和专业精神至关重要。在具体的流程方面，员工在参加面试的时候首先要通过初始的电脑筛选，然后进入到 45 分钟的行为面试，通过采集这两组数据，Talent Plus 公司可以生成一份关于申请者基本能力的分析报告，包括面试者的工作强度、价值观导向、工作积极性、机智谋略以及人际交往的灵活性等方面。Talent Plus 公司的报告为管理者们提供了可参考的信息和建议，推动选拔过程顺利进入下一阶段或直接淘汰不符合要求的应试者。从这个阶段起，UCLA Health 管理者们开始介入，并对符合要求的应聘者进行面试。

与此同时，UCLA Health 会为所有的员工建立人才档案基本情况表，帮助管理者聚焦于他们员工的优势，并协助员工们提升和发挥他们的优势。而事实上，所有的高层领导者包括 CEO，也都有自己的人才档案基本情况表。

从诸多方面来讲，UCLA Health 对人才的关注不仅仅包括选拔，也包括向更富有欣赏力的文化转变，欣赏和认可那些人才的才能，帮助他们在服务中及他人的合作中发挥和提升自己的优势。UCLA Health 的人才选聘机制不仅有助于团队追求卓越和促进团队的成长。而且还可以充分发挥人才选聘机制的杠杆作用，将更多的服务人才吸引到自己的组织机构中来。

（三）工作体系和行为规范的制定与实行

除了完善选拔服务型专门人才的程序外，UCLA Health 还将员工管理的重点聚焦于服务的结构性程序，为此构建了 CICARE 行为准则（见图 8-3），用以标准化与患者家属和同事互动交流的医患沟通模式。CICARE 包含了 6 个环节，每一个字母都代表一个单词英文首字母，在 UCLA Health，也可以读作"See I Care"，将员工的日常行为规范镶嵌于关爱承诺中。CICARE 的具体内容如下：

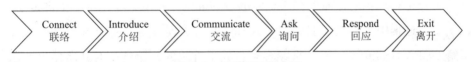

图 8-3　CICARE 概念图

具体而言，字母"C"代表"Connect"，即联络，表示员工需要通过称呼患者及家属先生或女士或他们喜欢的称谓来与他们沟通和联络；字母"I"代表"Introduce"，即介绍，表示员工要向患者及其家属礼貌地介绍自己及自己的工作角色；字母"C"代表"Communicate"，即交流，表示医护人员需要将自己要做的工作、所需时间及产生的影响同患者及其家属交流；字母"A"代表"Ask"，即询问，表示医护人员对患者检查前需获得许可，并主动询问或关心患者的需求；字母"R"代表"Respond"，即回应，表示医护人员要主动且及时地回应患者的询问和需求；字母"E"代表"Exit"，即离开，表示医护人员需要有礼貌地向患者及其家属告知并解释下一步会做什么，或下次何时会来检查。

CICARE 是基于循证医学证据的医患沟通方式，对于新入职的员工和外来访问学者，CICARE 是重要的培训内容之一。在 UCLA Health，从管理层到员工，从门诊到手术室再到研究中心，CICARE 都被一贯坚持，每一位员工与患者家属及访客接触时都会执行 CICARE 精神。像 CICARE 沟通模式中所确定的内容那样，把 UCLA Health 提倡的沟通和服务行为准则逐一列出来，是向所有员工有效传递 UCLA Health 领导层未来预期非常重要的一步。在此基础上要求入职员工为此做出个人承诺，那些预期就会变得更具体，能够动员全体员工朝着预期目标前进方面迈出坚实的一步。CICARE 真正的可贵之处不仅在于其理念，更在于其细化了医患沟通的每一个步骤，提供了一份标准化的行动指南，具有很强的实际操作性，也方便推广应用。

在 UCLA Health，CICARE 行为准则还包括了礼貌礼仪、职业素养以及尊重等方面的内容且已被写入《一流的行为准则：我的关爱承诺》入职手册。当一名有潜质的应聘者到 UCLA Health 应聘时，他们会被问及相关的内容；所有员工在正式入职前，需要在《一流的行为准则：我的关爱承诺》上面签字，在签字的过程中帮助员工明确 UCLA Health 对护理行为的期望与底线是什么；了解 UCLA Health 领导层是将顾客利益放于首位的；让员工对其所做出的承诺在行为上进行自我约束；让员工清楚在与患者及其他员工相处时，要对其行为负责。

行为承诺的确可以影响员工的表现。社会心理学家表示，人们总是会设法达到内部一致性。也就是说，我们会努力尝试着去兑现承诺，达成言行一致。领导者们获取口头或者书面的承诺，员工们会更有可能做到言行一致。UCLA Health 组织内的关爱承诺实践也表明了这种行为承诺可以为患者带来更优质更温情的治疗，同时有助于增强组织的凝聚力，营造一种关爱的氛围，使身处其中的每一位员工都能从尊重、礼貌待人和团队合作中获益。

（四）有效地检验和评估医护工作人员的行为表现

1. 针对管理层——PCAT 管理层巡视

在 UCLA Health，高层领导者们不会将大量的工作时间用于在办公室里闭门造车，与之相反，为了进一步检验和落实他们的管理工作是否到位，他们会深入病区和患者交流。组织内部施行的"PCAT管理层巡视"可以帮助各层级管理者实现他们想要达到的工作效果。"PCAT管理层巡视"要求管理者使用PCAT工具询问患者在病区所接受的服务体验是否符合CICARE行为准则标准，要求系统中的每一位管理者都参与进来，并借此对同级别的CICARE进行评估。

具体而言，"PCAT管理层巡视"将医院各层级的管理者集中到一起，然后分派到医院的各病区对患者进行探访，向患者了解一些标准化的问题，探访结束后一起探讨他们从患者处所获得的反馈信息。这一做法打破了管理者们习惯单一处理问题的思维模式，促使他们深入整个医院的各诊区，倾听患者的心声。

PCAT管理层巡视过程可以为我们提供许多关于领导力最基本的经验，包括动员经理离开办公室去倾听客户感受，提高管理团队绩效，帮助管理者更好地倾听其他部门患者的心声，等等。在整个过程中，管理者被要求采取具体行动解决客户关心的问题以及补救过程中所出现的问题。

2. 针对员工——CICARE巡视

除了管理层探访患者所采取的巡视外，为帮助每个部门有效评估内部员工对CICARE标准的遵守情况，UCLA Health提出基于CICARE标准的CICARE巡视。即在每个针对患者进行的单元巡视中，额外再配有一位管理者，并随时直接向他汇报服务对象的反馈。这个巡视过程中，既包括对医疗服务提供者的观察还可以有效收集患者的反馈信息，这种巡视程序不仅能确保管理人员对患者满意度进行指导，还能确保在巡视过程中对服务提供者进行指导。尤其是对于一线员工来说，最大的益处就在于他们可以直接获得来自患者的反馈和领导的指导。

除了管理层针对患者所采取的种种巡视制度外，UCLA Health还自行开发了一系列的学生志愿者项目，招募医学院的大学生参与到员工CICARE行为准则的评估工作中来，对其进行系统的培训，然后让他们进行单独的患者护理检查，对患者进行探访并向他们确认住院医师是否依据 CICARE 行为准则要求履行了他们的责任。

3. 针对性、有效地评估服务绩效

与国内医院的评估模式有所不同，UCLA 通过预先设定目标与期望来评估服务绩效。并把针对患者的服务行为规范写进员工的岗位职责和工作描述，其表现将在绩效考核中予以评估。与此同时，让前来就诊的患者有机会在员工培训指导过程中对 CICARE 所要求的特定行为加以评估。借助 CICARE 这样内容丰富、全面的服务体系不断地规范其行为期望，以满足各个工作区域的服务要求，并通过特别定义某些期望值使客户的期望与对经理的绩效评估实现平衡。

从结果反馈的角度来看，UCLA 的领导者们为那些在患者护理和关爱过程中表现卓越的员工感到骄傲。通过奖励和表彰的方式使员工的卓越服务令人瞩目，具体的措施包括评选月度优质护理服务员工、奖励代表服务和团队工作成果的"明星"计划以及授予"医院英雄"称号。

总而言之，UCLA 绩效管理的卓越之处在于他们对绩效进行追踪的广度，以及领导者们所提供的深入细致的测量和分析。更为"疯狂"的是，UCLA Health 将类似于精神关怀这样的领域也纳入评估体系内。

（五）员工关爱和员工支持：关爱承诺、赋能授权纳谏

强大的医疗人力资源是帮助 UCLA Health 实践以患者关怀为核心的企业文化的有力保障，而 UCLA 在服务体验方面的投资正是把其最主要的红利投入最重要的资产——人力资源上。医疗中心的管理者可以清楚地识别他们员工的服务成就，并主动为其工作需要提供强有力的支持。在员工关爱和员工支持方面，UCLA 的人力资源管理实践主要体现为关爱承诺、赋能授权纳谏两个方面。

1. 关爱承诺

医疗中心重视并关爱每一位住院医师，从单个项目的管理者到整个医院体系的最高领导者都在贯彻这一理念。在 UCLA，就关爱同事和顾客的有效方

式，领导层会定期进行深入探讨并寻找新的方法鼓励员工进行自我关爱。

尤其是对于护士来说，该群体长期处于过度劳累和倦怠的情况之下，他们需要自我恢复和关爱。基于此，UCLA 的领导对护理工作者的自我关爱服务进行了创新，组织内部每年都会分组参加静修进行自我恢复。与此同时，三天山区休养计划的制订和实施对于帮助护士们坚定自己及所从事专业的信念起到了非常重要的作用。借助于以上这些方法，医护工作者可以得到更多自我恢复和自我关爱的时间，也再一次坚定了内心深处对于职业选择的呼唤。从具体实践的角度来看，护理部门的领导层率先施行由创新医疗护理管理部门所制作的"对同事的承诺卡"，这卡随身携带并包含一系列承诺，在整个组织内部员工之间发放，以确保员工对共同价值观的认同。医院机构在员工管理方面最大的问题是医患关系，在 UCLA，组织在提倡和施行患者关怀的同时，并没有降低员工的身份和地位，而总是以同样的方式对待医护人员和患者，并鼓励员工去体验和讨论自我关爱、同事间相互支持和服务患者的重要性。这些讨论、自我提升和技能开发工具有助于护士们营造一个良好的工作氛围，从而更加有效地开展团队服务和发挥服务领导力。除此以外，UCLA 基于对员工的关爱，为了降低护士在护送病患过程中的受伤率，成立了专门的电梯团队。

由此看来，领导者尽力去关心所有员工的健康和工作幸福感，在激励员工关爱自我、同事以及患者的过程中扮演重要角色。UCLA 的领导提倡同事们对彼此负责，以营造出一个相互尊重的环境。同时，管理者和同事也会全力支持招募进来的精英人才，以确保他们能为患者提供最高标准的关爱服务。当领导者以相同的方式将他们的关怀给予员工时，这种高期望值也会传导给员工（"坚守信念"等基于关系的服务行为将得到百分之百的执行）。

2. 赋能授权纳谏

UCLA 杰出和卓越的服务品质来源于领导者对员工的赋能授权，在日常的护理工作中，领导者授权并鼓励员工与患者进行沟通和交流，以获得更多有助于提升患者服务体验的反馈信息。在制定员工行为准则和工作体系时，领导者鼓励全员参与，用心聆听并尊重员工的意见和看法，聆听员工和客户显性及隐性的需求。在 UCLA，有效的沟通和聆听已经成为有效领导力的一部分，医疗中心的领导者经常通过自身的聆听行为来有效帮助员工理解聆听服务的重要性。组织内部开展聆听计划，通过轮岗管理和 CICARE 意见卡让聆听变得正式化。

与此同时，UCLA 还鼓励员工参与企业管理，借助于员工授权的形式进行开创性变革。当员工提出可行的商业建议和服务理念时，会主动为员工提供工具和组织框架，鼓励他们去验证新项目的可行性，同时让这些项目快速实现财务独立，为其想法的形成和项目的发展创造一个共同管理和批准机制。

UCLA 的领导都在不断地帮助员工理解服务方式的多样化，以便他们能针对同事和患者的不同需求提供不同的服务，从而与之建立联系。高效的领导者会参与到员工所服务的人群中，去了解那些最忙碌和最投入的员工的最终价值观与驱动因素。以"NIDCAP 护理项目"为例，该项目针对早产儿的护理为护士提供高度专业化、个性化的培训，以避免护士们按照自己的行事风格与护理方式行事。该项目的落地和实施帮助护士们成为团队的宝贵资源，进一步帮助护士更好地适应与早产儿护理相关的细微要求。

自古以来，纳谏就是卓越领导力的代名词。作为领导，越是能广听建言，开门纳谏，就越有机会得到来自各层级员工关于优化服务体验的创意，进而帮助员工为顾客提供更好的服务。借此，UCLA 及时响应员工和患者的反馈需求，开展一系列服务创新和突破性工作，改进了病例记录技术，合理增加人员配置，提高了员工的工作效率以及收益激励。

（六）基于共同目标的团队协作

UCLA 从上到下的领导者都是服务型领导者，但是员工是否将所谓的"领导者"视为服务团队的成员之一直接影响团队协作的顺利开展及成效。当一线员工把他们的高级主管视为"服务团体的成员"时，更有助于组织成员之间相互提升，认可和称赞彼此的贡献，并带给组织成员引人入胜的工作体验。UCLA 践行将公司领导人视为一线员工"服务团队"成员的理念。借助"服务至上"的理念吸引有类似想法的人加入团队中来，与团队成员分享企业的愿景和共同的价值理念以使团队达成共识，在共同目标驱动下形成并提升团队凝聚力。

UCLA 医疗中心的整个医疗服务过程中，团队之间配合默契，分工明确。具体而言，专门的行政人员负责接诊、转诊患者，安排手术时间和手术室，处理科研、教学等相关事务，专科医生全身心地投入到临床工作，对临床疾病诊疗总结和创新。正是这种高效的团队合作提高了医疗服务效率，为 UCLA Health 的卓越实践创造了更多的可能。

此外，当你的团队注重为患者提供更好的服务时，这种更多关注患者而非团队本身的做法却出乎预料地提升了团队凝聚力，从而减少了队员之间的摩擦。

当员工为共同目标而努力时，他们就不太考虑个人的舒适度了，开始关注未来而非过去。

（七）创新和新技术实践—人力资源的最大化利用

UCLA 医疗体系的领导者们为一线员工提供了创新的结构与方法（见图 8-4），积极实践各种创新模式，协调人才、资源、技术和质量之间的相互关系，将人力资源的价值最大化。在这样的环境下，每位 UCLA 的研究人员每周都会研发并发布众多具有新闻价值的技术和创新。

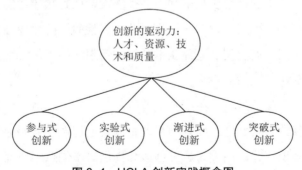

图 8-4　UCLA 创新实践概念图

1. 参与式创新实践

UCLA 的创新不只来自强大的科研中心，更关注让患者和医护人员参与到创造和创新活动中去。以组织内部施行的 UPC（护理单位实践委员会）为例，便是在分享治理模式下运行，旨在帮助护士去提升自己的能力并鼓励其在医院中进行改革，以更好地满足患者的需求。UPC 的设计有助于 UCLA 的 UPC、研究年会和跨学科工作组策略部署，就是组织领导者采用的一系列参与式创新的典范——搭建类似的组织结构，以激励以客户为中心、以证据为基础的创新。

2. 实验式创新实践

领导者鼓励员工去寻找机遇，让他们所服务的客户感受到他们的不同凡响，并最终获得绝对的竞争优势。这些领导者往往沿着员工新想法的方向去检验相关商业案例，并提供直接的资源支持或有限的实验机会，去检验这些想法的可行性。

针对员工的建议，给予实验性支持。以人与动物关系研究所（People-Animal Connection，PAC，旨在通过患者、志愿者和狗共同互动，为患者带来情绪上的积极作用，以动物辅助治疗为主的研究项目）为代表的项目正是 UCLA 的领导积极回应员工创新的完美体现，UCLA 实证检验了人与动物相处的益处，不断鼓励人们去验证其想法，围绕成功的理念制订主要计划，并帮助业务部门过渡至完全可以独立并拥有良好的财务状况为止。

在 UCLA，员工的好想法从来都不会被埋没，而且领导者们会对任何可能性保持开放的态度，保持一种"我们将对此进行检验"的领导心态，借此也为员工提供了一个让他们感到舒适并能不断提出新想法的工作环境。

3. 渐进式创新实践

在实现质变飞越的过程中离不开量变的积累，在 UCLA，增长式创新或者说是渐进式创新的重要性已经提升到帮助企业长期稳定发展的地位。医疗中心的领导者推崇知识深究，注重为员工创造和提供分享创意的环境。

不得不承认的是，有时候渐进式的量变比革命性变革更容易被人们所接受或者获得更安全的支持。医疗中心临床与转化研究所主任斯拉曼教授关于 HER-2 阳性亚型乳腺癌研究的技术突破正是渐进式创新的体现。

4. 突破式创新实践

目前来看，战略合作是正在被广泛接受的创新观念，尤其是对于医疗机构来说，聚集跨学科关键人才，开展部门与部门之间的跨部门合作有助于实现突破性创新，并达到卓越。UCLA 医护领导地位正是源于创新，跨学科团队是其实现创新的关键。UCLA 重视与那些在某个领域称得上专家的人的合作，并尝试让他们利用特定领域的专业知识帮助组织弄清解决问题的最佳方式。他们清楚地意识到利用所在组织的多样性来建立突破性创新的重要意义，并为重大项目的研究提供种子基金和募集可持续资金来提升研究效率，处理好突破性创新和量变的关系以获得安全支持，将一部分资源投入到具有潜在高回报的科学研究领域。

5. 紧跟科技潮流，引进人工智能

此外，UCLA 紧跟人工智能的发展潮流，将机器人和移动医疗技术引入医护人员的日常护理工作中。UCLA 与 IBM 合作研发了基于沃森人工智能计算机自然语言处理技术创建的类似于在线客户服务工作的聊天机器人 VIR，VIR可以通过短信自动回复临床医生的问题，帮助其选择最佳的疗程，就像与人类放射科医生发短信一样，它使用人工智能来自动响应，创建获取信息的最快捷方式。当查询的问题超过 VIR 自动处理能力时，它将主动与医院相关科室的医师直接建立人与人的联系。机器人在 UCLA 扮演的角色主要是使用科技实现医患有效沟通并提高护理质量的手段，以一种非常人性化的方式来帮助医生扩展专业化的护理，而不是使用这种技术来替代人工护理。患者通过机器人可以看到自己的负责医生并与其进行及时的沟通和交流。UCLA 医疗体系附属医院作为全世界首家将远程机器人引入神经外科重症监护病房的医院，这一创新为医生实现与患者、家属及医护人员进行及时"虚拟"沟通提供了极大便利。机器人的出现促成了专业化的联系，而这种联系能让合适的医生和护士在争取的时间内，带着所获的正确信息来到最需要护理的患者身边。

与此同时，移动医疗技术的运用帮助 UCLA 对有效服务实现了革命性的创新。医疗中心运用技术为脑力工作者提供信息，发挥技术应有的作用。借助于多种移动技术治疗程序，医护工作人员可以通过网络技术实时获得患者数据，提前安排准备工作，做出准确的诊断，快速找出病因所在，减少患者在医院停留的时间，减少那些需要额外进行术前评估的患者数量，进而降低其在时间和经济上的成本和支出，与此同时也提高了就诊效率。

6.重新审视人才、技术、资源与质量之间的关系

对于医疗机构来说，强大的人才储备是实践创新的基础，UCLA深刻地意识到人才、技术和资源之间的有效互动可以有效驱动创新，提升服务质量。如图8-5所示，医疗中心注重为组织内人才的创新实践提供资源和技术上的支持，人才和资源的互动进一步为组织创造更多有价值的资源，同时人才与技术的互动进而促进了医疗技术水平的提升，技术和资源的互动通过引进和运用新技术实现资源价值的最大化利用。

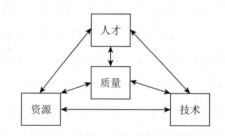

图8-5　人才、资源、技术与质量的关系概念图

先有伯乐而后有千里马，发现和支持人才是领导者的工作，也是一门管理的艺术。在UCLA的组织内部，人才会受到应有的尊重，他们会想办法为其提供资源和新技术，以提高员工的医疗水平和服务技能。

三、聚焦UCLA卓越人力资源管理实践的关键驱动

基于前文对UCLA Health人力资源管理实践的多个方面进行了概述，该部分将围绕UCLA卓越人力资源管理实践的关键性驱动因素展开，借此对何以卓越的问题做进一步的探讨。

（一）滴漏效应价值的完美实践

文化是一个企业的灵魂，尤其是对于像 UCLA 这样倡导以患者关怀为导向的服务型文化的医疗机构来说更是如此。正是因为 UCLA 采取了一系列措施保证了企业文化的成功落地，才带来了管理实践上的卓越。

"滴漏效应价值"或者说是"渗透效应价值"可以解读为高层管理者通过任命最有能力的执行者，让所有利益相关者充分了解组织机构的运作模式和企业文化等，最终使得组织上下都能够很好地贯彻并执行组织的使命。此处的"渗透"大致可以描述为企业文化、企业使命和愿景以及服务理念等不仅在思想上得到有效的传递和了解，而且可以通过领导的行为对下一级员工产生积极的影响，最后在整个组织内所有的员工都会对此认可并得到有效执行。换言之，渗透效应价值可以最直接体现为"上行下效"，UCLA 的领导也明确指出"服务的理念应自上而下予以贯彻执行"。

UCLA 的 CEO 大卫·范伯格博士鼓励他们的管理者离开舒适的办公室或工作区去巡视检查医护人员的工作、探访患者，对患者及其家属进行的询问与为员工设定的服务标准保持一致。并且在巡视的过程中，所有的主管和一线员工也可以参与进来：一方面，管理者以及主管可以对下属的员工进行直接指导；另一方面，员工也可以亲身观察上级领导的服务过程，了解患者的服务体验。与此同时，在领导向员工传达服务的重要性的过程中，员工对 CICARE 理念更加关注，进而企业的服务理念得到更好的贯彻和执行。

"高瞻远瞩的领导团队可以激励二线管理人员为一线员工提供更为周到的保障，从而由一线医护人员把正能量传递到患者那里。"UCLA 基于渗透效应价值的完美实践同时也可以向我们传递关于有效领导力的信息，有效领导力依靠的是这种基于亲身实践和人文关怀的影响力而非掌控力。这种有效领导力或者说是影响力表现为领导者或组织有能力勾画出令人信服的未来美好蓝图，让所有利益相关者一起拥抱愿景，贯彻组织使命，并在追求组织目标的过程中获得更多的追随者。在 UCLA，领导层到普通医护人员都能为患者提供难忘的具有变革性的、充满人文关怀的护理和感受，以及一种在实现长期目标的过程中瞄向重要中间目标的意愿。

（二）CICARE 行为准则的完美落地执行

渗透效应价值的完美实践可帮助组织有效传递和执行企业文化、服务理念以及组织愿景等内容。CICARE 行为准则的出现和存在则可以为组织上下提供具体的操作标准和实践指南，进一步保障患者服务体验的提升。在大多数情况下，企业的服务战略往往仅停留在高层领导者向中层管理者下达提高服务水平任务的层面，而缺席整个服务水平提高的过程。在 UCLA，围绕 CICARE 行为准则而展开的服务指导则是一个在高级领导、中层管理和同事之间进行的标准化对话。

UCLA 版的 CICARE 增加了如人才选拔、员工参与培训资料的开发、CICARE 行为的日常讨论、同行管理巡视、领导层 / 员工巡视、领导巡视问责制等重要的部分内容，并根据每个环节中所反馈获得的信息提高和改善服务质量。

CICARE 项目由 UCLA 领导层以及来自组织所有层级的员工代表共同设计，该项目能反映出不同行业员工对服务的共同期许，是让所有领导者和员工始终相互联系在一起，以实现共同期望的有效途径。与此同时，其理念宣传培训视频是为来自医疗系统不同领域的申请者以及员工量身定制，他们还会将参与培训的人员有关的最佳例子模板化。除了 CICARE 模板的视频展示外，UCLA 的员工还可以通过"伙伴"或者"导师"的方式接受个性化的护理训练，并由他们的上级设定期望值，与服务的使命相关联，从而达到期望业绩。

新员工入职培训首先接触的内容便为 CICARE 行为准则训练，一旦认为新员工的行为方式与 CICARE 的导向一致，管理者和领导者就有责任定期去审核每个员工的 CICARE 践行模式并及时指导员工，以确保能在今后的工作实践中践行 CICARE 的每一条准则。得到管理者的认可后，方可成为 UCLA 的正式员工。

在实践 CICARE 项目的过程中，UCLA 除了为员工提供及时的反馈检查结果外，还会全年为每一位员工增加额外的检查碰头会，每次的碰头会都会关注 CICARE 审核的趋势和其他绩效数据，包括患者信息的征询、解决员工的实际问题以及帮助员工提升服务能力。这些数据被要求进行记录检查并做报告，有关经理审核的频率数据将被上传到医院网站上，所有经理都可以看到。基于此，数据以一种透明的方式被分享和展现出来，同事之间可以以一种温和的方式彼此监督。这种方式可以激励经理们加倍努力投入到对员工的日常训练和指导过程中，从而改变其所在领域和所辖部门的服务水平。

尽管 CICARE 在实践中得到了成功贯彻和执行，但是创新不可局限也不止于 CICARE 行为准则，在施行 CICARE 的同时，UCLA 的领导也会鼓励员工创造性地去采取行动，跳出 CICARE 的条框去做一些力所能及的事情，在 UCLA 中将优质转变成卓越，将行动力化为一种服务方式。

（三）创建并提供基于关系的交付模式

UCLA 的服务战略旨在把基于 CICARE 的服务提升到基于患者关系的层面。CICARE 行为准则仅仅是庞大战略体系中的一部分。在 UCLA 的组织建设中，基于利益相关者之间的关系建立发挥着至关重要的作用，通过提供正规的基于关系的交付模式，UCLA 的护理体系营造了一个为自我、团队和患者传送关爱的和谐环境。UCLA 领导层通过一系列举措帮助员工与患者建立起更深的基于关系和情感联系的服务纽带。

从具体的实践环节来看，首先，UCLA 的领导层在与员工的会谈中会重点强调在诊疗和治愈之间建立纽带的必要性，帮助员工理解各种促进护理关系的方法，鼓励团队打破一贯偏爱的护理方式，去寻找那些具有前瞻性的方式，以适应每一位患者的需求。比如，UCLA 的护理部门接受了创新保健护理管理部门的提议，已经采用了关系导向型的护理模式。与此同时，UCLA 强调在走访式交谈中收集客户信息，CEO 大卫·范伯格博士明确表示"我会尽可能离开办公室，因为我自己是一个百分之百的关系型领导，建立关系最重要的就是倾听"，大卫·范伯格博士的观点强调了倾听在关系建立过程中的重要性。组织内部鼓励满足和顺应对方的要求的倾听模式，在 UCLA 除了遵循 CICARE 行为准则走访各单位科室并开展走访式交谈，了解客户的个人信息并询问他们在 UCLA 获得的关爱体验，CEO 还积极创造了能够获取医院员工工作体验的途径。通过共同进餐等方式来扩大与员工分享信息的范围，即邀请员工和他一起吃饭，并谈谈他们对自己、对工作环境的看法以及可以提高 UCLA 对员工、患者和家庭关爱的好点子。基于此更好地建立患者、管理者与员工之间基于关系的交付模式，以实现服务质量的卓越提升。

四、总结与启示：多元视角剖析 UCLA 的有效领导力

在以往人力资源管理和组织行为的学术研究中，关系、权力和资源在促成有效领导力方面不可或缺。首先，从关系的视角来看，基于领导和下属之间关系的建立不仅有助于培养团队精神，培养团队成员对组织的认同感和归属感，更可以对组织的建设和发展起到积极的促进作用。其次，从权力的视角来看，领导赋能授权行为、授权型领导风格等对员工创新和其他积极工作行为起到有效促进作用。与此同时，学者们还提出基于中国情境下的高权力距离的组织结构对团队的建设和员工行为表现的相关影响。再者，从资源的视角来看，人才的培养和发展需要组织为其提供充足的工作资源，进而丰富的工作资源可以为组织吸纳更多的优秀人才。

（一）关系的视角

UCLA 关注领导与员工、患者之间基于关系和情感联系的服务纽带的建立和发展，并在一系列同理心和支持的基础上建立和打造彼此的关系。建立关系的过程也是发现人才的过程，优秀的领导者能够发现和重用具有领导才能的人，并鼓励他们运用自身的领导天赋去影响周围的人和事，进而切实推动基层的建设和进步。与此同时，在建立关系的过程中，基于社会认同原则，人们更倾向于追随与自己最相似的人。

在为患者提供服务的过程中，UCLA 的领导会不断帮助员工理解服务方式的多样化，以便他们能针对同事和患者的不同需求提供不同的服务，从而与之建立联系。

（二）权力的视角

"我们需要达成一致的地方是，让员工感觉到有权力去促使很多类似问题得到解决，而不是一直保留着那些问题，直到他们有机会对 CEO 讲"，成功的服务文化需要组织最高领导层的支持。在 UCLA，基于关系的关怀护理通常与赋权有关，赋权常常从领导者给予员工一系列指导和授权开始，让其相信需要为患者提供特别的服务，授权员工迅速解决客户问题，以寻找经常影响客户满意度的流程环节，授权员工研究其所在行业内的最佳实践。当员工个人出于责任发现某个环节的问题或者提出任何其他商业举措的时候，领导者会负责任地倾听、支持并授权员工将他们看到的问题转化为整个系统的转变和升级。

与此同时，相比于其他组织，医院存在固有权力阶层，基于对权威的畏惧，护士以及一般的医师不敢在涉及安全在内的医疗问题上提出任何异议，他们怯于挑战内科或外科医生的权威，通常情况下在发现问题或问题发生时倾向于保持沉默。在 UCLA，组织领导者为打破所谓的阶层沉默，正式赋予手术室工作人员权力，通过培训和授权去克服存在的"阶层沉默"，去克服那种非正式的但却力量强大的思维定式，去改变"事情以前总是那样做"的行为模式。

（三）资源的视角

对于人的有效管理是高效利用现有物质资源的前提，一方面，先进技术如果没有与之匹配的能够将其最大化利用的人才就是对资源的一种浪费；另一方面，如果优秀人才不能获得最前沿的技术就等于剥夺了这些人发挥其全部潜能的机会。UCLA 的领导者注重通过技术吸引和留住最优秀的人才。基于社会交换理论的相关内容来看，当下属从领导那里得到工作上的帮助和情感上的支持时，为了回馈领导的照顾和支持，会主动表现出有助于企业和组织发展的行为。比如，作为回报，UCLA 的优秀人才为医疗中心创造和吸引那些助力 UCLA 成为"当今最好和未来更好医院"的技术。"当你拥有被最先进技术装备的最优秀的人才，你就会获得最好的手术效果"，高质量手术可以反映出领导者们在寻找非凡人才，并且给予这些人才以技术支持。

此外，在资源方面给予员工支持不仅可以为员工带来工作上的便利，还可

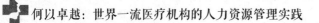

以极大地促进员工的创新行为，提高员工对组织的认可，使得他们更好地投入日常的工作中，进而提高服务质量，提升患者满意度，达成组织的经营目标和使命。

关系、权力与资源这三者看似相互独立，但在具体的人力资源管理实践中却有着密不可分的联系，当组织中的员工被赋予资源，接受训练并得到有效授权时，其与客户之间的服务关系就得以形成，与领导之间的情感连接和工作关系得以建立，与此同时接受他们服务的患者也会被赋权以提升自身的能力，满足自身需要。

尽管 UCLA 刚成立 60 余年，但其完美的领导力实践已经引领 UCLA 走向卓越，让 UCLA 成为一家世界顶尖级的医疗机构。基于患者导向的服务理念、安全为先的企业文化、全员参与的 CICARE 行为准则、充满人文关怀的员工关爱、滴漏效应价值的完美实践等，UCLA 不管是在人员招聘和培训，还是企业文化建设，还是技术创新等方面都展现出了卓越的管理模式。这样一个睿智的领导管理体系值得我们学习和借鉴，也将带领 UCLA 走进下一个 60 年。

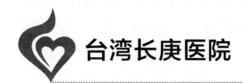 台湾长庚医院

一、长庚医院基本概况

（一）长庚医院简介

长庚纪念医院，一般简称为长庚医院，是台塑企业创办人王永庆与王永在昆仲为提升台湾医疗水准、培育卓越医护人员、提供病患最佳医疗服务，于 1976 年成立的医院。长庚医院每年服务约 860 万个门诊人次、全体系拥有 10000 张病床，18 万人次的开刀病患，平均每 3 位台湾人中约有一人曾接受长庚的医疗服务，是台湾最具经营绩效、规模最大的医院，是通过台湾医院评价中最高等级的三甲级教学医院，是全球 JCI 最大医学中心级医院。

长庚医院台北分院于 1974 年动工，1976 年 12 月 1 日正式开业，并陆续在台湾省内林口、基隆、高雄、嘉义、桃园、云林建立分院，共 7 个院区。长庚纪念医院是台湾拥有最多境外病患的医院，每年有来自世界各地超过上万人次的境外病患专程到台湾长庚医院就医，其中，中国大陆病患是最大的境外病患来源，且仍持续增长。近年来长庚医院进入中国大陆，厦门长庚医院于 2008 年 5 月 6 日开业，北京清华长庚医院于 2014 年 11 月 28 日开业。

（二）长庚医院服务范围与发展现状

长庚医院的服务范围包含急慢性医疗、长期照护、养生及医学护理教育，提供从儿童、成年至老年不同阶段最完整的照顾，在台湾桃园和嘉义设立了长庚附设护理之家和养生文化村。此外，王永庆先生还捐立长庚大学与长庚科技大学来培养一流的医学专业人才，使长庚医院成为兼具服务、教学、研究功能

的综合教学医院。

20 世纪 70 年代时，台湾的医院严重不足，规模较小，设备简陋，如果民众患病更是"一床难求"。大医院红包之风盛行，医疗成本太大，一般民众负担不起昂贵的医疗费用。此外，台湾的医院未建立供医学院学生临床实习训练的场所，造成人才外流。由此，王永庆先生在成立长庚医院时将其定位为三点：一是长庚医院规模要大；二是要降低成本使低阶层百姓也能负担起医疗费用；三是大力推进医学研究工作。王永庆先生曾阐述长庚医院的经营管理理念，他认为长庚医院在建院初就定位为非营利性财团法人医院，不以营利为目的，促进社会公益事业，处处为百姓着想，为平民百姓提供低廉、优质、便利的医疗服务。所以，长庚医院的一切财产归社会所有，私人资金一旦投入永远不要求回收，长庚医院的成立不是为了利益。此外，长庚医院的营运必须自给自足，所以长庚医院必须追求合理化的运营才能避免亏损，长久经营下去，由此长庚医院引进企业管理模式与经验，将医院当成企业来经营，并引进国外先进的医疗管理经验，尤其是在人力资源管理方面开创台湾医疗事业的先河，设置"医管分工合治"的组织结构、引进企业幕僚角色、责任经营制度、先进的绩效评核奖励制度等。

二、长庚医院卓越人力资源管理实践

（一）"医管分工合治"的组织结构

"医管分工合治"的组织结构，与之相适应而形成的经营管理上高度集权、医疗专业上高度分权的新格局，已然成为长庚管理模式的最突出特征。医师作为病患代理人，往往会不计代价治疗患者，但在医疗资源有限的情况下，这种做法必然影响到医院的长期发展，最终影响到治疗人数与治疗品质。因此，如何在合理的成本下发挥有限资源的最大功效，给病患提供最有效率和最高品质的医疗服务越发重要。

在如何将有限的资源发挥最大功效、使用最小成本的问题上，专业的医疗人员不一定能胜任管理人员的角色。长庚医院在建院之初引进台塑企业的管理模式，设置"医管分工合治"的组织结构，医疗专业人员负责医疗技术水准的提升，管理专业幕僚人员负责管理效率与管理水平的提升，决策委员会解决重大的战略问题，是长庚管理模式的最大特征。将经营管理高度集权，将医疗专业高度分权，充分发挥专业分工的优势，避免非专业人员负责管理业务，设置专门管理人员从事经营工作，使医疗技术人员专心于医疗工作、提升医疗水平，使行政幕僚人员和医疗技术人员共同致力于医院合理化经营的目标，这样极大提高了医院的经营效率。

以"医疗和行政幕僚两个体系联结和互动"为骨架，赋予"医管"双方不同的权力和责任，这一结构有别于传统医院的直线职能制。接下来将从长庚医院的总部层面、院区层面、专科层面、主治医师层面来阐述"医管分工合治"的组织模式。

第一，总部层面。长庚医院定位为非营利性财团法人医院，设置董事会监督医院业务经营的健全发展。董事会下设决策委员会，负责重要决策与发展方针、人事制度及薪资制度和其他重大决策事项。决策委员会下设行政幕僚管理体系和医疗专业管理体系。行政幕僚管理体系是医院的参谋机构，医院层面设立行政中心负责医院的管理工作，提升运营绩效。医疗专业管理体系方面，长庚医院在医院层面设置跨院区专业委员会，由医疗专业人员负责医疗作业流程、医疗安全和医疗教学等业务以提高医疗技术水平和医疗质量。

第二，院区层面。长庚医院依地域划分为 8 个院区，各院区在经营上自主性很强，可独立核算，并且管理部负责人由行政中心派驻以确保院区经营分目标和医院整体目标统一。各院区设有院务委员会，掌管全院重大决策及制度的检讨与修订。另依"医管分工合治"原则，设有多个"功能性委员会"及"院区管理部"，前者负责提升院区医疗技术水准和医疗质量，后者负责院区各项管理制度拟定、工作考察审核、工作改善。

第三，专科层面。以科为中心实施责任经营制度，长庚医院将科室等医疗及非医疗单位细分为利润中心和成本中心。科主任负责规划科室医务行政、学术研究等工作，此外为了辅助科主任管理的工作，长庚医院设驻院区专科经营助理保证执行，专科经营助理负责其所在科室的改进工作，如拟定制度、设备管理、经营分析等。专科经营助理由行政中心直接派驻各科室，使总部行政中心直接管控各科室的日常经营，而不接受院区院长的领导。

第四，主治医师层面。长庚医院为主治医师配备不同技术领域的人员协助医师的工作或与医师组成团队共同进行医疗工作，这种模式称为"八位一体"。在这种模式下，一位主治医师负责患者诊疗，多位医疗专业资质人员负责患者的护理等工作，更重要的是，专科助理等行政专业人员负责行政管理工作。这样可以使主治医师专注于其自身的诊疗、教学、研究工作，而不用浪费精力在烦琐的日常管理工作上。

（二）幕僚机构体制

台塑企业创办人王永庆先生意识到，在专业化分工的原则下，为了提高组织工作效率，企业必须设置专门的机构、专业的人员进行管理工作。为此长庚医院引进台塑企业的管理模式，设置幕僚体系，与医疗体系并行，负责医院的管理职能。幕僚机构与行政机构的总人数占医院总人数的五分之一，其主要工作是参谋职能、制定医院制度、设定工作流程、统筹医院资源等，该机制提高了医院的医疗质量和工作效率。幕僚机构的层级有医院总部层级、院区层级、科室层级，按照"医管分工合治"的组织模式，幕僚机构与医疗机构承担不同的责任与享有不同权力。

在医院总部层面，长庚医院总部设行政中心为总幕僚机构，分为专业管理幕僚与共同事务幕僚。专业管理幕僚的编制人数是400余人，主要集中于人力资源发展部、经营管理总组、医务管理部、财务管理部、医疗资讯管理部、驻院区经营组等十多个专业职能部门，除了负责医院管理制度制定、推行、审核等工作外，还需要分析、改善基层重大专案。其目的是通过制度的制定、流程的设计与改善等工作以保证医院管理工作的制度化。

共同事务幕僚的工作是根据专业管理幕僚部门设定的规章制度、流程、表单执行相关作业，并就作业异常或规章制度、流程、表单部分存在的疏漏提出改善建议。主要由后勤部门构成，处理整个医院的原材料采购、资金调度、工程营建、法律事务等共同性事务。目的是统筹医院资源，在重复性业务领域实现规模经济，减少用人成本，提高办事效率和质量。

院区层面，在各院区均设有管理部，管理部承接院区与行政中心的工作，其基本职能分为三大类：一是督导医疗、行政部门开展工作，如安全卫生、品质管理、感染控制、成本绩效、资产、空间、医事、院长信箱等；二是人事作业，如晋升、教育训练、人评会、满意度等；三是代表医院层面参与对外事务的处理，如医院评鉴、对外交流、处理病患抱怨等。管理部人员划分为管控事务与制订规章的院区幕僚人员和操作具体事务人员，有效划分监管工作与实务工作。

科室层面，长庚医院实施分科经营，各临床专科被定位为利润中心，科主任担负经营管理专科的责任，但是科主任作为专业技术专家，并不一定有能力推行医院的各项制度政策。为了发挥专业化分工的好处，长庚医院直接由行政中心派驻专科经营助理管控科室的经营事项，使科主任集中精力于医疗教研。专科经营助理不接受院区院长和管理部领导，直接对行政中心负责，考核、薪酬收入与行政中心挂钩。这样做也减少了管理层次，加强了行政中心对专科的经营事项管控。专科经营助理的主要作用可以划分四点：第一是平衡"机构目标"与"科目标"，辅助医疗主管规划医疗发展计划；第二是协助科主任进行专科行政事务工作，让科主任集中精力提高医疗技术和医学研究，提高专科经营管理效率；第三是传递科室经营管理实况给行政中心和相关主管，掌握科室运行现状；第四是保证院方与医疗专科的信息沟通传递。专科经营助理还需要负责科室的经营分析、绩效管理、人事管理、设备管理等工作，分析医务专科的经营管理报表以便掌握各个科室的收入与支出状况，改善医疗服务项目经营状况。

（三）责任经营制度

长庚医院引进台塑企业的责任经营制度，医院分科采用利润中心制，各科室作为责任中心独立经营。长庚医院成立"行政中心"，负责处理整个医院的管理制度建设和共同事务处理，各院区作为责任中心统筹各院区的医疗、教学、研究工作，规划各自的经营目标。各院区以下根据部门、专科、疾病类别等划分依据成立小责任中心，即收益中心和成本中心，进行分科经营并根据成本和收入衡量绩效。

1. 分科经营制度

一般医院按照专科类别划分为内科、外科或按照疾病类别划分为癌症中心、皮肤科等，而长庚医院则创新实施分科经营管理，让各科室作为责任经营中心实行责任经营制度。对于重要的科室，长庚医院将其划分为一科、二科，将优秀人才分派到不同的科室，有效避免派系斗争，化解矛盾，能够有效避免人才流失，并鼓励科室进行适当的竞争，充分调动每个优秀医师的工作积极性。

2. 责任中心制度

长庚医院的责任中心制度是一种分权化组织的管理控制制度，将机构区分为若干个责任单位，每个责任单位视为一个个体，以人为对象、以绩效成果为中心的管理制度。责任中心的类型有四种：第一是收入中心，一般由为患者提供诊疗服务的部门组成，这些部门能够直接产生经营收入，部门主管对部门的收入负责，能够强化其控制成本与保障品质的责任；第二是成本中心，该中心只对其产生的成本负责，主要由医院的服务部门组成。通过衡量现实产生的成本与预先设定的成本预算的差异来衡量该部门的绩效，若该差异过大则必须立即对经营活动内容进行综合评判；第三是收益中心，也称为利益中心，能够提供产品服务产生收益也能够控制本部门的成本，主要是由依赖收益中心活动的二线服务部门组成。部门主管能够控制成本与收入的发生，所以一方面要求成本尽可能低、一方面要求收入尽可能高；第四是投资中心，该部门主管除了要对部门的收入、成本进行控制和负责外，还需要对该部门的整体运营资金进行运用，并对资金运营的结果负责。责任中心的设置首先要明确划分各部门的业务与职权，建立健全会计制度，对责任中心要进行充分的授权，同时也要制定绩效衡量的标准，设置奖惩制度以激励员工和部门绩效。

（四）医师的绩效管理

长庚医院在激励绩效的机制上，首先厘清医院与个人的责任，使之制度化，并根据不同类别的工作设计不同的绩效制度，让每个员工清楚地了解自己在工作时会拿到多少钱，让员工自由制订各自的目标然后努力工作以达到目标，可得到自己应得的报酬，这样可以通过增加员工收入来时时激励员工的工作热情，从而提高工作质量和工作效率。在具体执行过程中，有如下具体制度：

1. 医师费制度

长庚医院为了提高激励效果，使更努力工作的员工能得到更多的工资，引进了美国的医师费制度，并结合台湾本土医疗领域的习惯，创新设计出"完全变动薪的医师费制度"，并在今后发展过程中根据法律规定进行一些改进。医师费制度的框架是将医疗收入划分为医师费和医院费，在医师与医院为"驻诊拆账"关系的基础上，医院提供医疗场所和设备等，医师提供专业的医疗技术，不管医院的经营绩效如何，将医疗收入以拆账的方式分配给医师和医院。长庚医院的医师完全没有固定薪酬，其工作量化，工作绩效越高，其个人所得越高。

医师费制度首先要确定的是医师费占医疗收入的多大比例，既要使员工有合理可观的收入，还要能够保证医院的医疗品质。结合国外医院的经验和台湾医疗环境，长庚医院将医师费分配比率定为15%~20%。长庚医院不是将医师费直接分配给个体医师，而是为了追求团体价值，先将医师费归属到以群体执业为中心的临床专科层级，再由科内"三三三制"重新分配发放给单个医师，如图9-1所示。为了照顾医师的基本生活收入，设立保障金制度，例如新晋升医师的医师费未达到基本保障额度时，医院会对其补足到保障金额。同时为了避免资源浪费，又设立最高限额制度，超出上限的部分以超限分配率计算纳入主治医师超限基金。

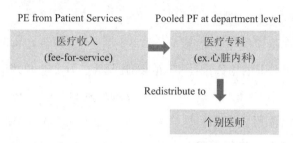

图 9-1　医师费重分配示意图

医师费的基本理念是以医师临床执业的专业性、独立性、主导性与责任性，建立医师专业技术报酬。医师费的设定原则以医师的专业能力和在诊疗工作时投入的精力为基础，再结合保险支付标准等市场行情和医院整体经营状况的发展变化而不断进行相应调整制定，所以医师费比重不是固定的。在考虑医疗活动成本的情况下，剔除昂贵设备使用费高导致医师费率高、医师经验判断性工作收费低等不合理的状况，长庚医院推动实施以资源为基础的相对值表（RBRVS），对一些必须依靠设备或依靠医师医疗经验的科室进行重新评估与计算，从而得到较合理的医师费分配比率。

2."三三三制"重分配制度

"三三三制"重分配制度是长庚医院医师费绩效的一大亮点。长庚医院的医师费先分配给该专科层面的各个科室，避免直接分配给医师造成专注于个人发展从而忽略科室的集体发展。在医师费发放到科室后，将考虑医师的工作表现发放给各个医师，以相对积分的形式来考查医师在年资、诊疗服务、教学研究贡献与承担行政的多少表现，分别表示为年资积分、收入积分、科内积分。医师费重分配的理念，兼顾教学与研究、服务的专业精神，群体合作的团队精神，鼓励医疗专业进步与教学研究，尊师敬长的伦理价值，这种重分配制度即为"三三三制"。在进行科内分配时，基本上三类积分各占 1/3 的权重，如果有特殊需要时，需要签报核准即可以变更积分权重，但收入积分不得高于 1/3、年资积分不得高于 1/3。

年资积分是依据主治医师的年资与职称来设定，从 21 分至 25 分不等，资深医师的多年付出与年轻医师的最新成就都给予奖励，而且设置年资积分的最高者与最低者的年资积分倍数约为两倍的制度，充分考虑医师入职年数贡献数的累积速度，不会产生不公平现象。年资积分是科室内医师费重新分配的基础，收入积分、科内积分会与年资积分等比例缩放。

收入积分指各个医师的诊疗收入占整个科室的诊疗收入的比例而计算的积分，一个医师的诊疗工作量越大其所获得的医师费金额就越大，所以每个医师的诊疗金额是科室计算医师收入积分的主要方法，科室内的总年资积分与收入积分的比重为1:1，由此得到的科室总收入积分，再按照医师个人医师费收入占科室总医师费收入的比例分配收入积分。对于特定专科，则先以相对资源耗度（RBRVS）调整各医师的诊疗医师费收入。

科内积分指各个医师在该科室中教学贡献、研究贡献与承担行政任务多少的表现得分，具体依据有教师资格、院内行政职务、院外机关团体职务、三年内学术研究、三年内学术论文发表、教学训练参与和其他的各类纪录。科室的总年资积分与科内积分的比重为1:1，由此得到的科内积分再按照各个医师在科室内的教学、研究、行政的贡献比例计算每个医师的科内积分。

当然，并非所有科室的诊疗收入都必须进行重新分配，例如正常门诊时间之外的门诊、麻醉、手术和其他经呈报核准的医师费来源诸如健诊、特约门诊、厂区体检等项目产生的诊疗收入，不经过科室内的重新分配直接计入医师的总收入。为了考虑到某些医师会无限制增加诊疗患者的数量导致医疗服务质量的下降，同时也要求医师能多进行医疗教学与研究工作，长庚医院曾制定医师费的最高限额规定。根据规定，医师的总收入在超出了最高限额的部分，会根据医师的职称级别乘上相应的医师费超限额分配率再返还给各个医师，超限分配率以外的金额，则计入长庚医院设置的超限基金，用于医师退休补助、出国费用、补助收入较少的医师等方面。超限基金每半年核算一次，如有部分月份未达上限金额时，由该期医师以超限基金的累计金额拨助。但由于近年来健保支付价格越来越低导致医师收入在进行医师费提成比例计算后收入难以达到最高限额，为了鼓励医师提高工作热情增加诊疗患者服务量，长庚医院取消了最高限额规定。

医师费制度另外设置了弹性策略。第一，对于持续性或阶段性鼓励发展的项目，会特别核准给予相应医师一定比率的医师费或者阶段性提高医师费，以此鼓励其工作；第二，对于鼓励在医疗市场独占性技术的发展，长庚医院会给予相应医师较高的医师费率，或者是制定该项目较高的收费标准；第三，对于结合技术传承目的策略，则将医师费按照比率分配给团队诊疗的第一和第二主治医师；第四，对于特殊情况的补贴，予以补贴一定金额，使医师获得合理酬劳，如图9-2所示。

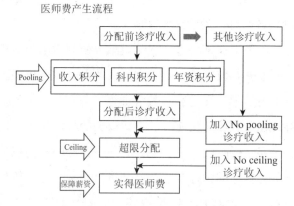

图9-2 医师费产生流程图

（五）非医师的绩效管理

除主治医师外的工作人员则划分为服务部门人员，如护理、工务、医技、行政管理部门等。这类人员的绩效管理制度则要先细致地划分其业务特点，以此为依据来进行绩效评估与绩效奖励。

首先是对工作量进行科学、精确地设定。第一，需要设定评核项目。长庚医院根据台塑企业的作业整理法，分派幕僚到医院实地考察观测就诊流程，测定每一个服务项目的具体时间，分析并确定标准的工作时长，以此确定每个科室人员的合理分配和每月标准工作量。通过实地考察现阶段医疗服务质量和效率，确定需要设定绩效评核的项目，并找出影响绩效的因素；第二，设定评核薪资比重。变动薪酬有助于提高员工的工作积极性，工作绩效越多则其所得的薪资就越多，所以将固定薪资的多少转化成变动薪资则是需要考虑的关键。如果将员工的全部薪资都转换成变动薪资的方式计算，员工会投入全部的精力在工作上以取得更高的工资。这种薪资计算方式受医疗项目的淡旺季影响，一般适用于刚开拓的新兴医疗服务项目。若将员工的部分薪资转换成变动薪资计算，则该计算方法下员工的薪资较为稳定，更适用于二线部门等；第三，绩效奖金计算。长庚医院有三种方式计算绩效奖金：单价制、费率制和负荷制。单价制是按件计酬，能够反映员工工作量的多少，能够直接有效激励员工的工作热情，适合较容易衡量工作量的单独性工作。费率制分为绩效费率制、用人费率制、可控成本费率制计算方式，有基准建立较容易、计算绩效较简单、激励目标明确等优点，但容易受到工作项目结构改变和价格调整的影响，所以仅适用于单一部门。负荷制以作业工时来计算，但相同的作业工时内各个员工的实际付出可能会不同，因此该方法长庚医院不再使用；第四，绩效奖金分配。医疗活动是团队性较强的工作，大部分科室实施团体绩效评核，即先计算团体的绩效奖金总数，再依事先所设定的奖金分配方式，分配至员工个人。由于在进行医疗服务时需要各类工作人员协同工作，需要使用团体评核方式来核算这种团队性较强的工作，先将团队的总绩效奖金发放给团队，再依据个人考核、平均分配等方式分配给个人。部门总绩效奖励按照公平原则应优先发放给能够计算出个人付出的部分，即优先发放给个人评核。在无法计算出个人付出的部分时，以团体绩效方式计算，再依据较公平合理的方式分配给团队中的员工：第五，绩效评核奖励制度的修订。绩效奖励方式在实施满一定的时间则要根据工作环境变化进行定期修订，当部门的工作内容、工作方法、作业流程变动时则要及时创新出更合理的绩效评核方式，当部门绩效在一定时间内大幅超出部门业务量变化基准的150%或低于50%，则要考虑是否制定的绩效评核方式不合理。如果因为医院政策、收费方式、医疗服务成本等因素的变化导致相应科室的员工绩效增减，则要及时进行绩效评核方式调整避免出现不公平现象。

其次是对主管平时工作的定期评核。对于部处长级及以上人员，由其上级对其工作创新能力、进步率、专案工作能力等管理人员应具备的基本素质能力进行综合考评。评核方式引进了台塑企业的评核方法，首先受评主管提交其"年度工作目标"中阶段目标的达成情况和工作绩效重点，其上级主管再对其进行评核打分并写评语，与受评人员面谈说明评核理由，再由受评人员签字认可。在对科长级及以下人员进行评核时主要采用的评核方式是"计件方式"。每名工作人员有80分的基础分，部门主管根据部署的工作品质、作业时效、服务态度等项目（基层主管人员另加上领导能力和计划能力）工作表现的优良进行相应的加减分，在《平时工作评核记录表》进行记录并注明加减分理由，于次月5日前与受评人员就上月的记录内容进行说明，并对改进意见进行沟通，以此为绩效奖金评核依据。

最后是年终考核。每年的12月统一进行年终评核，评核结果将成为员工下一阶段薪资调整、奖金发放和晋升的依据。在对部处长级以上人员进行考核时，主要评定其在职责范围内的整体绩效。对科长级及以下医疗及幕僚体系人员的年终考核则均采用责任心、协调合作、熟练度三项评核指标，对专员、主办再加上计划能力，科长级二级主管再加上领导力、训练督导、考核力三项内容。科长级及以下人员年终考核包括工作考核积分、考勤积分、奖惩积分和案件处理时效积分四项综合评价，其中工作考核成绩占年终考核成绩的80分，考勤成绩占年终考绩的20分。奖惩积分按照人员年度的奖惩记录进行相应的加减分，案件处理时效积分是依据人员处理案件的时效情形，按月计算其提前或逾期日数，在年终（上年11月至当年10月）累计其全年提前或逾期完成日数，并按规定标准加减考核成绩，如每提前一日加0.25分，全年最多以加5分为限，每逾期一日减0.25分，全年最多以减5分为限。全部员工的年终考核成绩按照得分的高低划分为优、良、甲、乙、丙五个等级，90分以上记为优等、85~89分为良等、75~84分为甲等、60~74分为乙等、59分以下为丙等。以全体员工都应合格的原则为前提，并不把丙等人员称为不合格者，充分考虑员工的感受，此外长庚医院对优等人数限制在10%，良等人数限制在20%。年终考评结束后次年一月会制定《考绩异常人员检讨处理提报表》，将乙等和丙等的人员列入，由各部门分别进行检讨，对于相关人员予以降职、降等、资遣等处理。

三、总结与启示

（一）企业式经营

以往传统观点认为公立医院若通过经营管理获得利润就会违背公益事业原则，但是医院不能以盈利为目的不代表不能够盈利，想要公益性医院长远发展，必须要保证其获得合理效益以维持运营。企业与医院最大的区别在于获得利润的途径和如何使用利润，以及是否考虑以利润最大化为目的。医院要盈利，必须讲究运营效率、讲究成本管理、进行投入产出分析，采取企业的经营管理方法管理组织，将企业经营中对适合医院经营需要的理念、方法进行合理的参考应用，而非改变医院非营利性的性质。

医院作为非营利性组织，包含了一切的组织要素，也要通过符合经济规律的经营管理方法对医院中的人、财、物进行有效分配利用。医院管理者应当通过建立合理的管理体系，统筹医院的各项活动和资源，有效利用医院的资源提升营运绩效，让医院的每项资源都不被浪费，降低医院运营成本，提高医院运营效率，以取得更大的社会效益和经济效益。

（二）专业化分工

医院应当由医疗专业部门和管理部门两部门相辅相成，医疗专业人员提供医疗服务，执行医院的主要功能，管理人员协助医疗专业人员进行工作。医疗专业人员不是经营管理专家，仅依赖其从事医院的经营管理活动不仅会导致其承担医疗、教研、科室管理、工作安排等过多医疗和行政工作而精力不够，还会导致经营管理的机能难以发挥。而采用"医管分工合治"的组织结构，让专业的管理人员负责经营管理，使医疗专家集中精力于医疗教学、科研提高医疗服务质量和水平，既能得到出色的医疗技术专家，也能得到优秀的管理专家。

长庚医院按照专业分工原则，设置管理幕僚部门，辅助医院主管决策，专注于医院经营管理，统筹医院资源，提高经营管理效率。长庚医院还在各个临床科室设置专科经营助理辅助科主任处理科室日常事务、经营分析，让科室主管作为医疗专业人才继续发挥学术带头人作用，这种双赢的制度安排，使医疗专业人员避免在经营管理上耗费高昂时间成本和执行管理工作的低效率。管理人员与医疗专业人员的协作，管理重心深入到每个科室，使个人目标与医院总目标紧密相连，共同追求医院的整体目标，能有效避免各科室为了自身利益而损害医院和患者利益的不当行为。

（三）切身感

王永庆先生曾说，"让员工为企业工作就像为自己工作一样努力"，即如果对自己的事业最有切身感时人才会下苦心去经营，企业的管理制度与工作环境若能激发员工的切身感，员工的潜能才会发挥十倍以上。他认为，"切身感"指的是个人利益与企业利益的结合，是"为自己干"，切身感是一种心灵上的感应，若管理过程合理化，员工就会像为自己工作一样热情高涨，"心往一处想，劲往一处使"，这是王永庆先生的经营哲学，是台塑企业的最高管理原则。

这种切身感指的是责任感，在企业中是企业对业务内容合理分工，让所有员工都承担到责任，当员工按照标准完成工作内容，尽到应尽的责任，企业即对员工给予相应的报酬，让员工充分享受到经营绩效提升后的成果，这也是长庚医院责任经营制的基本原则。长庚医院在建院时采用经营责任制，将科室细分为更多的小科室，并对各科室的成本进行排查分类为可控成本与不可控成本，医师负责可控成本，各科室作为经营单位独立经营。长庚医院还规定了各科室合理的成本计算标准，若实际经营成本高于标准成本，该科室成员则要对超出的成本自行解决；若实际经营成本低于标准成本，则低于的部分可由该科室成员平分。长庚医院曾有10位制造义齿的职工，但即使成员众多却一直无法有效完成全部工作，对此长庚医院对该科室进行成本分析，留下一名员工承包全部的义齿制造工作，这时仅一名员工却将所有的义齿制造工做出色完成，这就是"切身感"助长的责任感与工作热情。

（四）目标管理

管理学大师彼得·德鲁克强调目标的重要性，必须借由组织系统架构的配合，将机构所欲达成的整体目标，逐次转化成组织各阶层单位的目标，以建构机构整体的目标体系，才能引导所有的组织成员积极进行具体化的行动。目标具有丰富的功能，目标提供组织形式的方向，作为组织控制绩效的依据，作为组织决策者协调的基础，作为员工共同努力的标杆以激励员工。长庚医院推行的目标责任管理，是将医院的整体目标与员工承担的个体目标以目标体系的形式结合起来，以此作为能力开发的方法，把员工实现自我的需要转化成行动动机，并将员工和工作协调，将组织目标和个人目标协调，作为提高绩效的整体管理制度。

在医院总目标层层分解的同时也将医院的责任层层分解给全体员工，所以长庚医院在实行目标责任制度中首先要确定总目标与责任层层向下分解所落实到的各责任单位。目标责任制度的另一个作用是制定合理化的目标，即既要有挑战性又能够达成，谋求工作与人、组织目标和个人需要统合化的管理方法，激发员工的工作信心，并使人们从心中达到成就感和满足感。目标确认后，就要考虑目标执行的控制过程和对执行结果进行公平合理的绩效评核。长庚医院引用台塑企业的做法，推行"寓预算于目标"，将预算和目标执行紧紧结合。这需要员工参与和筹划目标制定，能充分把握工作的目的和性质，在今后工作执行中将目标管理落实，从工作中体验工作的意义。得到相应的绩效奖励是目标管理的重要环节，公平的绩效评核有助于员工自我控制管理，充分发挥个人的工作积极性、主动性、创造性，学习新的工作经验达到提升自我的目的。

长庚医院的责任经营、成本管控、绩效评核和奖励等制度都是目标管理思想的体现。长庚医院设置成本中心，将医疗服务项目的成本项目按照"横向到边，纵向到底"的原则——详尽列出，按照责任经营制度将医疗服务项目的成本细分为可控成本与不可控成本，针对每个项目运用单元成本分析法，依据理论值、优秀同业实绩、自身过去最佳实绩的参考值对其产生原因进行深入分析，制定各个项目的标准成本，在品质监控方面制定责任中心，向下拆分至最基层专科或病房。

（五）异常管理

异常管理是切实发现问题的源头，暴露问题、正视问题，及时改善问题并根本性解决问题。而发现问题首先要制定各项作业的标准化制度，通过标准化作业整理，识别、判别医院运行中的各种异常。管理人员对例行工作进行标准化、规范化，授权下属执行处理，这样能够使管理者避免处理重复性工作从而更有精力处理异常事件，提高工作效率。

对于异常事件的处理，幕僚管理人员按照识别、诊断、消除的程序解决异常事件，并对异常事件进行分析，对此类事件制定处理流程制度，将此类事件形成常规事件。识别异常是基于作业整理，通过作业管理报表体系识别异常问题，并传递异常信息；诊断异常，是将异常问题用鱼骨图层层追踪下去，直到找到异常产生的主要原因；消除异常是指消除已存在的问题、避免未来导致异常的因素，对处理结果进行追踪反馈，检查评估。幕僚人员不仅要寻找到发生的异常和异常发生的原因，还要分析相关的作业标准是否存在异常，幕僚管理人员将对此进行深入分析和讨论，在异常事件被解决后，幕僚人员还要对其进行跟踪评估，以发现相关作业标准是否需要及时调整。长庚医院进行科室成本管理，专科经营助理将每项医疗服务项目的实际发生成本与标准成本比较分析，标明产生较大成本差异的项目，再对重大差异项目层层追踪，直至找到产生差异的根本原因并解决。

（六）信息化

长庚医院优异的高效率工作表现令人瞩目，其能够进行高效率工作的原因是推行各项医疗事务的电脑化办公和在线管理。长庚医院创始之初就非常重视信息化，王永庆先生采纳张文锦的建议，坚持推行信息化发展，长庚医院成为台湾第一家全面电脑化作业的医院。

长庚医院的电脑化办公不仅限于低层次的应用，还在多年的发展过程中开发了许多系统，目前长庚医院已经开发临床辅助决策系统、患者安全通报系统、用药安全系统等，这在保障患者安全、减少医疗服务失误、提高医疗服务质量等方面发挥无可替代的作用。例如在 2008 年长庚医院开始使用的电子病历系统，使医生加快了调阅病例的速度、及时查阅病例信息、辅助医学研究信息统计，有助于提升服务质量，降低运营成本和人事费用。长庚医院逐步建立起自己的医疗资源系统，医院成为无纸化、全面电脑作业的医院，为医疗、教研、行政方面提供科技化的高品质高效率服务。目前长庚医院开发出七大类系统，分为医疗、医事、总务、财务、人力、一般材料和医药、工程和设备养护系统，形成医院资源计划系统。其运行原则是四条，第一是从源头输入所有数据，多次传输使用；第二是各技能之间环环相扣；第三是各个技能之间相互钩稽；第四是注重异常管理。

长庚医院通过一套先进的信息系统，实时监控医院的全过程。患者在电脑自动查询系统上输入自己的姓名、病历单号等信息，就能看到化验结果。当病人交完费到药房，只需扫描条形码，就可以拿走早已摆在柜台上的药，仅需5秒钟，为患者提供非常便捷的服务。

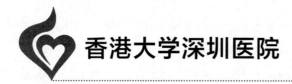

香港大学深圳医院

一、香港大学深圳医院基本概况

（一）香港大学深圳医院简介

香港大学深圳医院是由深圳市政府全额投资、并引进香港大学现代化管理模式的大型综合性公立医院。医院总投资约 40 亿元，占地面积 19.2 万平方米，总建筑面积 36.7 万平方米。医院现拥有床位 2000 张，可容纳日门诊量 8000~10000 人次。目前已经启动二期工程建设，未来将增至 3000 张病床。香港大学深圳医院以"大专科、小综合"的办院模式，建设了 20 个现代化诊疗中心（见表 10-1），并开展体检和国际医疗中心（特需服务）等业务。

为引进香港先进的医疗技术和医院管理经验，建设一所"国内一流、国际知名"的先进医院，深圳市政府在 2011 年与香港大学签约，把深圳市政府投资建成的原海滨医院给香港大学托管，并改名为"香港大学深圳医院"（以下简称"港大深圳医院"）。港大深圳医院于 2012 年 7 月 1 日起运营，全面引进香港大学具有国际一流水平的优势学科，优先打造了"六大"诊疗中心——生殖医学及产前诊断中心、肿瘤综合治疗中心、心血管治疗中心、骨科与创伤中心、器官移植中心、感染性疾病综合诊疗中心。同时，港大深圳医院设立国际医疗中心，提供具有国际先进水平的高端医疗服务。

（二）港大深圳医院发展历史

港大深圳医院运营之初，香港大学派出了下属李嘉诚医学院院务委员会主席担任港大深圳医院的法人代表和院长，主管医疗事务的副院长由原香港玛丽医院副院长担任，主管行政后勤的副院长由原香港医管局总行政经理担任，主管教学与科研的副院长由香港大学李嘉诚医学院副院长兼任。除此之外，港大深圳医院的各部门负责人和临床医技科室负责人也全部由香港大学派出，甚至各科室排名前三的专家也全部是来自香港或者海外的医生。这些来自香港及海外的管理者和专家的存在，客观上保证了港大深圳医院能全面彻底推行国际诊疗模式和国际医疗文化。因此，港大深圳医院刚一成立，即参照国际诊疗模式和国际医院管理经验大力推行了各项创新举措，如"法人治理结构""医生年薪制""取消编制""诊疗中心模式""先全科后专科""全预约制""全院床位共享""打包收费""门诊取消输液区""病人关系科""医疗执业保险"等。

港大深圳医院于 2015 年 9 月通过澳大利亚医疗服务标准委员会（The Australian Council-on Healthcare Standards，ACHS）的国际全机构认证，是中国大陆首家获得 ACHS 国际标准认证的医院。在 ACHS 认证的指导下，港大深圳医院引入了国际先进的风险管理体系，每年评选十大风险，并形成职业安全健康、暴力零容忍、不良事件上报、公开披露、病人约章等先进的管理模式，使医院管理同国际接轨。港大深圳医院的药品使用比率低于 23%，住院抗生素使用比率低于 20%，远低于其他大型公立医院，几乎没有出现乱开药、多开药等过度医疗的现象。2017 年 11 月，港大深圳医院正式成为国家三级甲等综合医院。2018 年 6 月，医院成功入选广东省高水平医院建设"登峰计划"培育单位，将全力打造集"医、教、研、管"为一体的四个粤港澳大湾区国际化中心，包括医疗中心、医学人才培养中心、医学科技创新中心和医院管理创新中心。

（三）港大深圳医院优势领域

港大深圳医院引进和培养了一批优秀的医疗人才。医院开业至今，医院拥有 2500 名员工，其中包括五百多名医生、一千多名护士、三百多名医技人员和三百多名行政人员，还有一百多名来自香港的员工。多年来，为深圳市的经济发展提供了顶级的医疗卫生服务支持，满足了深圳本地迫切的医疗需求，达到"大病不出深圳"的目的。面向未来，医院的愿景不仅是发展成为"国内一流、国际知名"的现代化医院，更将成为国际顶尖的教学医院和医学院，为国家培养医疗人才。

表 10-1　香港大学深圳医院 20 个诊疗中心设置

序号	中心名称	科室
1	心血管疾病诊疗中心	心血管内科 / 心血管外科
2	呼吸病诊疗中心	呼吸内科 / 胸部外科 / 睡眠呼吸障碍与鼾症区 / 肺功能检查室
3	消化疾病诊疗中心	消化内科 / 消化外科 / 消化疾病检查室
4	泌尿生殖疾病诊疗中心	肾病内科 / 男性病科 / 泌尿外科 / 血液净化中心（透析）/ 膀胱镜室 / 射频治疗室 / 体外碎石诊疗室
5	代谢疾病诊疗中心	内分泌 / 代谢疾病科
6	围产医学中心	产科 / 围产医学咨询教育室
7	神经疾病诊疗中心	神经内科 / 神经外科 / 神经放射 / 血管造影室 / 脑功能检查室
8	骨科疾病诊疗中心	骨关节外科 / 脊柱外科 / 手外科 / 关节疾病及关节镜诊疗室 / 小儿骨科 / 骨肿瘤科
9	康复医学中心	疼痛治疗科 / 功能康复科 / 运动医学科 / 理疗科 / 康复训练治疗室
10	肿瘤诊疗中心	化疗科 / 放疗科 / 肿瘤综合科 / 生物制剂区
11	女性疾病诊疗中心	妇科 / 乳腺外科 / 女性健康检查区
12	口腔医学中心	口腔科
13	眼耳鼻喉医学中心	眼科 / 耳鼻喉科 / 听力治疗室
14	婴幼儿疾病诊疗中心	儿科 / 新生儿监护室
15	自身免疫性疾病诊疗中心	自身免疫性疾病科
16	血液病诊疗中心	血液病科 / 净化隔离区（骨髓移植区）
17	整形修复医学中心	外科
18	危重病医学中心	成人 ICU/ 新生儿 ICU
19	麻醉手术中心	麻醉科 / 手术室
20	急诊中心	急诊 ICU/ 急诊各专业科室

二、港大深圳医院卓越管理与改革实践

香港大学深圳医院是国内公立医院改革的成功案例。医院从 2012 年 7 月 1 日诞生以来，一直在海内外媒体聚光灯下发展。五年来，港大深圳医院受到媒体原创报道达 3000 多篇，转载报道数以万计。医院在人事制度改革、诊疗模式创新和医患关系处理等方面的人力资源管理经验，对当前我国公立医院改革和社会资本办医有较好的借鉴意义。本节内容将从三个方面介绍港大深圳医院：（1）医院的管理体制改革，（2）引入国际诊疗模式，（3）树立先进医疗文化。本节内容将会给读者总结医院的管理创新，尤其是人力资源方面的管理创新，为第三节特色与提炼的内容作充分的阐释和铺垫。

（一）管理体制的改革

医院法人能否真正承担责任是医院能否实现高效运营的关键，这就要求医院作为法人，能够拥有决策能力、管理能力，从而能够独立行使权利和承担责任。因此，需要为法人治理结构的有效实施设计相适应的组织体制和管理机构。更重要的是，管理体制的改革也奠定了港大深圳医院引入国际诊疗模式的基础。

1. 法人治理结构

基本原则。港大深圳医院在设计法人治理结构时，深圳市政府和香港大学共同讨论并确定了以下几点基本原则：第一，参照通行的公立医院管理办法，推行"管办分开、政事分开"的法人治理结构；第二，实现深圳市政府和香港大学对港大深圳医院进行共同管理；第三，形成分级决策体系，提高决策科学性；第四，给医院创造相对自主的经营环境，提高运营效率；第五，完善监督体制，由社会、政府、香港大学和员工共同对医院实施有效监督。

所有权及共管细则。深圳市政府全额出资建设港大深圳医院，并拥有医院 100% 的所有权，但医院建成后与香港大学签订协议共同管理医院。这种共同管理制度的设计体现在董事会以深圳市政府为主导，成员由深圳市政府和香港大学派出人员共同组成，医院管理层以香港大学派出人员为主，也由深圳市政

府和香港大学派出人员共同组成，并且港大深圳医院申请成为香港大学的附属医院。深圳市政府与香港大学签订的合作协议期限为十年，但协议中要求医院开业五年后依靠自身业务收入实现财务盈亏平衡。

基本情况。港大深圳医院实行董事会领导下的院长负责制。按照建立现代医院管理体制的思路，港大深圳医院构建了以"三权分立"的董事会、监事会和医院管理团队为架构的法人治理结构（见图10-1）。其中，董事会是医院的最高决策机构，医院管理团队负责医院运行管理，监事会负责依法监督董事会和医院管理团队的职务行为。参照国际的惯例和做法，董事会和监事会的成员都是不领薪酬的。同时，医院还设置了12个常设专业委员会，为董事会的决策提供咨询和参考依据，辅助管理团队进行专业决策与管理。

（1）董事会。港大深圳医院董事会包括17名成员，其中董事长由深圳市吴以环副市长担任，其他16名董事会成员分别由深圳市政府和香港大学各派8名担任。董事会向深圳市政府负责，行使医院重大事项的决策权，医院的年度工作报告和财务报告须提交董事会，经董事会审核后向公众公开，接受社会监督。《香港大学深圳医院章程》是董事会为医院制定的基本法，章程界定了医院的发展宗旨、服务对象、服务范围、管理体制、相关组织的权利和义务、医院经营管理目标等制度，以达到依法治理医院的目的。

（2）监事会。港大深圳医院监事会由9人组成，监事会主席由社会知名人士担任，组成成员包括港大深圳医院职工代表4人，香港大学财务部门及深圳市审计、监察部门人员和社会知名人士4人。

（3）医院管理团队。医院管理团队由院长、常务副院长和副院长组成，院长由香港大学推荐，作为医院的法定代表人，向董事会负责，执行董事会决议；常务副院长由深圳市政府推荐，对院长负责，协助院长管理医院提倡事务；副院长由院长、常务副院长推荐，分管行政、业务和科研教学等工作。医院管理团队行使医院经营管理权和人事权，对医院人、财、物以及业务管理运营拥有自主权；医院管理团队须接受董事会的绩效考核。医院不设行政级别，与深圳市卫生行政部门没有行政隶属关系。

（4）常设专业委员会。医院的12个常设专业委员会，分别为医院院务管理委员会、医院岗位设置和薪酬审核委员会、医院质量与安全委员会、医院药事管理与药物治疗学委员会、医院财务管理委员会、医院福利管理委员会、医院输血管理委员会、医院伦理委员会、医院数字化发展及管理委员会、医院医疗设备管理委员会、医院感染控制委员会、医院内部审核委员会。常设专业委员会为董事会的决策提供了专业的咨询和参考依据，为辅助管理团队进行专业决策与管理起到了重要的作用。

港大深圳医院通过法人治理结构厘清了政府和医院的责权边界，医院管理团队根据政府配置的资源和明确的经营管理目标，依法自我管理，独立负责医院人、财、物及管理运营，提高了医院自主经营管理的灵活性。

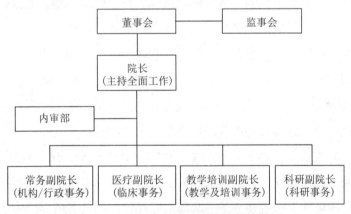

图 10-1　香港大学深圳医院组织框架图

2.人事制度改革

人事制度是公立医院改革的核心。融合香港和内地经验，港大深圳医院推行人事制度改革，建立了一套包括以需定岗、按岗聘用、公开招聘等在内的人事招聘制度。港大深圳医院摒弃了传统公立医院的事业单位编制管理，实行员额管理的合同聘用制度。岗位招聘实行的员额管理，是指政府按照医院的规模赋予医院一定的人员定额，医院需要按照所给的人员定额，结合医院的发展目标和业务需要而设置招聘岗位。

港大深圳医院采用自上而下层层考核的绩效管理制度。医院管理层与董事会签订合同，由董事会考核评价医院管理团队的工作绩效，考核结果作为医院管理团队续聘和解聘的依据。医院管理团队负责制定各职系、各级岗位的职责和考核指标，建立岗位评估体系，进行日常考核、季度考核与年度考核，考核结果作为员工续聘和解聘的依据。

人事制度改革后，医院拥有独立的人事自主权，用人目标清晰，选人聘人流程专业和严格。合同聘用制则打破了编制的"铁饭碗"，不养闲人的工作氛围不仅有利于调动员工的积极性，使医院的医疗服务和经费之间形成有机的统一，还可促进优质医疗资源的流动。

3.管理制度变革

（1）医务人员薪酬机制。港大深圳医院实行"以岗定薪、绩效管理"的岗位绩效管理制度。医院员工薪酬采用"年薪制"薪酬结构，包括固定月薪、年底绩效资金和约满酬金三个部分。固定月薪包含基本工资和岗位津贴，这部分是由岗位职务决定的固定不变的薪酬。年底绩效资金，是上级主管根据员工的工作表现而评定的，这部分约占总年薪 0%~30% 的比例。约满酬金在合同期满后一次性发放，这部分约占合同期内总薪酬的 15%。

医院同时参考了香港和国际公立医院薪酬体系标准，结合内地薪资情况，为每个职系、岗位设立了能反映医务人员和行政岗位专业价值的薪级体系。为调动员工的积极性，医院建立了一套与国际接轨的绩效考核评价体系，其考核标准结合了员工的服务质量、团队合作、医德医风、医院运营效益的评价等，绩效卓越员工可获相应的绩效薪酬。

医院实行了两个对医院倡导廉洁行医文化非常有利的薪酬机制——高薪养廉和固定薪资。第一，高薪养廉，高薪体系向医生倾斜。在医院的八大职系（医生、技师、护理、管理、支援、药学、IT 和工程）中，医生职系的平均薪酬达 55 万元 / 年，约是深圳其他大医院的 2 倍，而其他职系的平均薪酬约为深圳市其他大医院的 1~1.2 倍。相对高的薪酬体系，让医务人员可以从正当途径就可以获取体面的报酬，使医务人员不需要通过赚取灰色收入来提高收入，体现了医务人员的劳动价值和尊严。第二，医生报酬以岗位的固定薪酬确定薪资，与工作量、开检查和开药的数量无关。而在公立医院传统的体制中，医生滥开药不仅可以得到药品销售的回扣，并且由于医院每个科室要进行独立的经济和成本核算，一般科室领导会鼓励医生多开检查，医生的奖金也与科室的效益挂钩，从而也促使了医生需要多开检查。因此，医生的薪资与个人业务脱钩避免了以药养医、过度治疗和收回扣的问题，保证了医疗服务质量。

（2）医生评价体系。港大深圳医院考核医生没有采用传统的工作量、收入和科研成果等指标，而是根据医生的级别给予不同的考核指标。如高级医生主要任务在于传帮带，考核重点在于对下级医生的培养和科研工作，初级医生承担一线诊疗任务，因此考核重点在于医疗能力、工作态度和健康教育等方面。而医生的晋升也没有采用国内相同的职称管理办法，而是参照香港模式分为驻院医生、副顾问医生和顾问医生三个级别，由医院根据医生的工作能力直接聘用到不同级别。

（3）系统化人才培养机制。医院实行医护人才"一人一计划"，培养重点人才、骨干人才、基础人才三个梯队的人才，为员工提供系统的持续培训。培训形式包括各种内部培训、举办国际国内医疗专业论坛及会议，与国家其他重点医院医务人员的交流，以及赴香港和海外学习和医学专科训练的机会。

（二）全面引入国际诊疗模式

诊疗模式，是指医疗卫生服务体系或者机构为社会和个人提供医疗服务的组织形式和服务方案。如全科医生诊疗模式、多学科协作诊疗模式、分级诊疗模式和预约诊疗模式都属于诊疗模式中的一种。国际诊疗模式，是西方发达国家的基于西医医学的诊疗模式，其核心理念常为"以患者为中心""从医疗本质出发"和"真正体现公益性"，相应的管理体制、就医行为、行医文化等也相应体现出这些核心理念。

借助香港大学对医院全面的掌控力、港大深圳医院全方位导入国际诊疗模式，严格遵循国际诊疗标准，力图在保证医疗质量的同时实现医疗资源有效利用。

1. 实行诊疗中心模式

港大深圳医院实行以综合性临床诊疗中心为主导的服务模式，即以病种分类，集不同专科医生和医技人员为患者提供"一站式"的全方位优质医疗服务。港大深圳医院按照"诊疗中心＋重点专科"模式设置组织架构，共设有20个临床诊疗中心和12个医疗技术中心。港大深圳医院引进了香港大学五大优势医疗专科，包括器官移植中心、肿瘤治疗中心、骨科与创伤治疗中心、生殖医学中心和心血管疾病中心，并要求这五个专科在开业后五年内达到香港大学附属医院同等水平。

2. 实行"先全科，后专科"的分诊模式

2012年港大深圳医院试业，第一个开诊的科室是家庭医学全科门诊，这是国内大型综合医院首次开设的全科门诊。一般情况下，患者通过预约后，港大深圳医院会建议居民先看全科门诊。全科医生可以处理就诊患者90%以上的健康问题，只有当全科医生遇到不能处理的疑难重症才会把患者转诊给专科医生。"先全科，后专科"的模式避免了患者会因为不了解自身病情而在不同的专科之间来回周折。对于部分在其他医院已经有明确的诊断、但未能治愈的患者，港大深圳医院规定这类患者可以直接挂专科号就诊，不用经过全科转诊。

3. 引入急诊管理模式

为了使危重病人优先得到救治，港大深圳医院急诊科打破了内地"先到先得"的传统模式，引进香港急诊室的"五类病情分诊系统"，将病人分为五类：危殆、危急、紧急、次紧急、非紧急，危重患者将被优先诊治，而非盲目的给老人和小孩优先看病权限，给真正需要紧急救助的患者开通绿色通道。同时，医院引入香港急诊看诊模式，不分急诊内、外、妇、儿、五官科模式，都由急诊医生接诊，避免患者在各科转诊时浪费时间，第一时间解决患者的急症问题。

4. 实行团队诊疗模式

港大深圳医院实行团队诊疗模式。在这一制度下，对患者进行治疗的不再

是一个医生，而是一个由香港专家以及国内医生组成的团队共同负责。患者在预约专科时不能选择医生，就医时出诊医生会在患者排队队列中按顺序叫号。对于病情比较复杂的患者案例，医院多个科室的专家和医生会组成一个团队，研究患者病情和治疗方案，最后团队制订治疗方案。团队治疗模式下，团队成员通过 E-mail 的形式跟踪个案，参与的科室专家都会提出意见，患者的最新情况也会及时通过 E-mail 反馈给专家，让团队成员掌握每一个患者的康复情况或者在病变时能及时应对。因此，患者并不是一个医生的"责任田"，而是整个医疗团队的"责任田"。团队治疗模式下，医院医生之间和科室之间是团结合作为一个患者服务的，是以疾病和患者为中心。患者可以在治疗过程少走弯路，在有限的经济条件下得到最优化的治疗。

5. 严格遵从循证医学

医院按照国际标准，推行循证医学理念，遵从最新的医学研究成果，给患者实施最合适的诊治。医院拒绝门诊输液，自开业起就不设门诊输液，是深圳地区率先杜绝门诊静脉输液的医院。医院拒绝过度检查、过度用药、滥用抗生素。医院特别关注抗菌药物的合理使用问题，医院药学部和微生物与感染控制科合作，采用多重有效干预策略，使抗菌药物使用率远远低于国家规定的比率。根据医院公布的最新数据，截至 2017 年第一季度，医院抗生素使用率是 13.28%，几乎为全国最低抗生素使用比率。其中，门诊抗生素使用率（不含急诊）为 10.51%，远低于国家规定的标准（20%）；急诊抗生素使用率 17.20%，远低于国家规定的标准（30%）；住院抗生素使用率 37.61%，远低于国家规定的标准（60%）。另外，药品占全院医疗总收入比重 20.83%，远低于国家规定三级医院的标准（40%）。虽然医院严格控制抗生素和拒绝输液治疗的举措阻碍了立竿见影的治疗效果，引起了部分患者家属的不理解甚至不满，但却真正提高了患者的用药安全，维护了患者的健康（见表 10-2）。

表 10-2　香港大学深圳医院 2016 年推出的 10 种手术病例住院打包收费标准表

项目	2017 年第一季度	国家标准
药品占医疗总收入比重（全院）	20.83%	≤ 40%（三级医院）
全院抗生素药物使用率	13.28%	无
门诊抗菌药物使用率（不含急诊）	10.51%	≤ 20%
急诊抗菌药物使用率	17.20%	≤ 30%
住院抗菌药物使用率	37.61%	≤ 60%

6. 实行人性化全预约服务

从 2012 年建院起，港大深圳医院实行全预约制度，成了国内首个推行百分百预约服务的公立医院，患者就医前需要实名预约。港大深圳医院提供了多种渠道和平台的预约方式，包括网络预约、电话专线、现场服务点和微信预约。同时，医院预约实行分时段预约诊疗，分时段预约精确到了半小时。分时段预约大大地减少了患者的候诊时间，避免了常见的"看病 5 分钟，候诊 3 小时"的问题，并且有效地控制了医院内的就诊人流密度。另外，医院还提供了当日现场预约。通过当日现场挂号，部分无提前预约的患者也可以利用爽约患者空出来的号源进行就诊。预约诊疗服务，给患者提供了很大的便利，提高了医院诊疗的服务质量。

唯一患者号（Unique Patient ID）也是预约服务系统中的一大特色。借鉴国外和香港的先进医疗服务和管理经验，医院历时近半年时间，于 2014 年 1 月开始推行"唯一患者号"（见图 10-2）。保证了患者医疗档案的完整性和连续性。医生基于完整的病历数据可以做出全面的诊断。在此基础上，医院正在建立"高值耗材的追踪追溯系统""病人过敏史智能提醒和警报系统"等系统，最大限度确保了患者的安全。

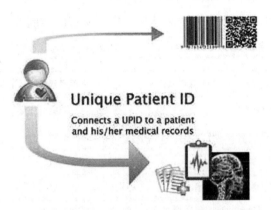

图 10-2　香港大学深圳医院"唯一患者号"（Unique Patient ID）

7. 实行透明的打包收费模式

港大深圳医院实行医疗费用打包，其中包括全科打包收费、住院小打包收费、手术病例的单病种打包收费。全科门诊打包费用为每人每次 200 元，其中包括挂号费、诊疗费、最多 7 天的标准药物、常规检验检查、非严重伤口处理费。住院小打包收费为每人每天 180 元，费用包括诊查费、护理费、输液费、注射费、吸氧费、换药费和雾化吸入费（见图 10-3）。

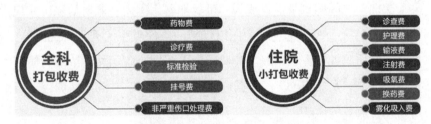

图 10-3　香港大学深圳医院的全科门诊和住院实行透明的打包收费

另外，重症监护病人在住院小打包收费的基础上，另外再单独收取每人每小时 10 元"重症监护"费用。手术病例的单病种收费，是指患者从确诊入院到出院之间的住院期所有的费用将按照固定价格全包，不再逐项计费，其中包括床位、诊查、化验、检查、诊断、治疗、手术、护理、麻醉、输血、药品以及医疗耗材等。表 10-3 列举了 2016 年 1 月推出的 10 种手术的单病种收费标准。打包收费有利于规范诊疗服务，避免过度医疗和滥收费用，从而节省了患者的费用，同时也节约了患者排队挂号、排队交费的时间。

表 10-3　香港大学深圳医院 2016 年推出的 10 种手术病例住院打包收费标准表

序号	手术名称	手术级别	收费标准（元）
1	甲状腺全切术	四级	11074
2	单侧甲状腺叶切术	三级	9770
3	经腹腔镜阑尾切除术	二级	12239
4	大隐静脉高位结扎术	一级	8412
5	经腹腔镜胆囊切除术（含 ERCP）	二级	12915
6	经腹腔镜胆囊切除术（不含 ERCP）	二级	11095
7	痔切除术	二级	9331
8	包皮环切术（少儿）	一级	2907
9	单胎顺产术	一级	3200
10	子宫下段剖宫产术	二级	6344

（三）树立先进医疗文化

港大深圳医院的愿景是建设成为"世界知名、国内一流"的综合性现代医院，朝着这个目标，医院管理层力图以优越的条件吸引优秀人才到医院工作，并以良好的品质服务于深圳市民。为此，港大深圳医院的文化浓缩为简短的一句话"市民开心，员工开心"。根据这个核心文化概念，港大深圳医院衍生出了一系列卓有成效的做法。

1. 建立新型医患关系

港大深圳医院非常重视医患关系的维护，给医生配发工作电话，要求医生必须给患者留下电话号码，方便后续的沟通、交流和随访。医院也设立患者关系科以加强医患沟通与交流，协调处理医患问题，提供非医疗服务支援，建立完善的医患沟通渠道，定期对投诉情况进行归纳分类和分析研究，及时将分析结果向医院管理团队汇报，完善医疗服务，减少医患问题。

2. 注重人文关怀

港大深圳医院倡导人文关怀理念，坚持患者首先是生命，而不是疾病这一理念。给予对生命的尊重，医院总是小心翼翼、如履薄冰的进行诊疗活动。如医院检验科会认真对待每一个标本，每次检验结果的出台都经过认真核对，虽然这样会大大增加工作量，但医院认为结果的准确性直接关系到患者的生命安全，任何付出都是值得的。为了给患者充足的时间与医生沟通，医院还要求每一个患者的就诊时间尽量超过 10 分钟。

3. 提供最优秀的诊疗

港大深圳医院致力于为患者提供最优秀的诊疗，主要体现在三个方面。一是为患者寻找最合适的治疗方案，例如曾经有一位患者因感染而到医院救治，经过专家评估后认为必须使用某种多粘菌素，但是医院没有这种药品，为此医院医生陪同患者家属到处找，终于找到这个药品并治愈了患者。二是注重患者愈后功能的恢复。在手术时，医生不是注重手术效率，而是重点关注出血量、苏醒、平均住院日和功能恢复等指标。三是及时跟踪国际最前沿的医疗革新。例如，国际的最新研究成果发现，植入人体的钛板只要不影响患者的肢体功能，则不需要取出来，医院学习这一成果后就立即用于医疗实践。

实践为患者提供最合适的诊疗的理念，避免过度医疗，还可以节约患者的医疗费用。曾有一个大腿根部粉碎性骨折的患者，在港大深圳医院骨科施行手术治疗。由于治疗过程中很少使用抗生素，手术出血量也不大，患者术后康复快，住院时间短，最低限度地使用接骨板和骨钉，手术住院费用非常低，总计不足 4 万元，而在其他大型综合医院一般需要超过 10 万元的费用。在港大深圳医院就诊为患者和医保共节约了至少 6 万元的治疗费用。提供最合适的诊疗、避免过度医疗的实践所产生的经济效益，惠及到的将是医院、患者和医保三方。

4. 倡导不收红包文化

港大深圳医院大力倡导廉洁风气，禁止一切"收红包"行为，医生诊治时决不考虑自己的收入。首先，医院通过"高薪养廉"真正体现医生的劳动价值。其次，医院制定了"廉政从业守则"，把不收红包写入了聘用合同，并且通过培训来提高医护人员的廉洁意识，提醒医务工作者应该坚守职业道德。另外，对于一些特殊情况下无法拒绝的"红包"，会作为患者救助基金由医院统一分配，甚至患者送给医务人员的一些礼品如茶叶等也会由医院通过拍卖换成现金存入患者救助基金，用于特殊病人的紧急援助。

5. 独创"病人关系科"

港大深圳医院在 2012 年开业之初即成立了内地医院首个病人关系科，专门负责医患沟通和病人投诉管理，畅通投诉渠道，并以投诉为起点，持续改进医院服务质量。

病人关系科的管理经验包括以下几个重要的方面：

第一，"广开言路，投诉有门"，医院不仅在门诊医技楼设立病人接访区，更设 10 条对外电话专线和 64 个候诊点意见箱以收集市民意见。病人关系科在医院开业头两年的日均信访量曾被一度刷新，然而经过了后续四年的努力，港大深圳医院的病人关系管理受到广泛好评。据医院的官方数据报告，从 2013 年到 2015 年，医院病人投诉率不断下降，其中门诊从 0.24% 下降到 0.03%，病房从 0.7% 下降到 0.13%。开业五年后，病人关系科一共收到了患者感谢共近 2000 例，2015 年 9 月，医院成功通过国际权威的澳大利亚医疗服务标准委员会（ACHS）全机构评审，病人关系管理是 47 项准则中获得评价最高的三个项目之一。

第二，医院对暴力行为"零容忍"。若出现患者对医护人员有暴力行为，医院会一律报警处理，患者的意见需要文明地通过病人关系科提出。医院对暴力持有的理性而坚定的立场，有利于建立相互关怀和尊重的医患关系。

第三，医院发布了《优质医疗实践：医生的职责》（以下简称《实践》）。这是国内首份详细中英文版本"好医生职业道德规范"。《实践》文件约为 1 万 5 千余字，共包括"知识、技能和业绩""安全和质量""沟通合作与团队精神""保持互信"四个部分共 14 节 81 条准则。文件强调"为了不辜负患者的信赖，作为医生，必须时刻尊重生命的意义并且保证所有医疗实践均符合"为关键标准。《实践》文件还规定了医院的十大"家规"：永远把治疗照顾患者作为你的首要职责；必须尽你所能提供最高标准的实践和治疗；保护和支持患者及公众的健康；如果你认为病人的安全，尊严或安适受到损害，你必须采取解决的行动；绝不歧视患者或同事；绝不滥用患者及公众对你专业的信任等。每一位在该院工作的医生均须签字承诺遵循亲身实践《实践》文件的规定，规范了医务人员的医德医风。

第四，医院还推出了《病人约章》，充分阐述了病人的七项权利和七项义务。《约章》分为"病人权利"和"病人义务"两部分。其中，"权利"部分给患者明确了公平医疗、专业识别、医疗参与、医疗说明、知情同意、隐私保护、决定权等问题；"义务"部分给患者明确了配合治疗计划、感染控制、环境卫生、病历使用、费用说明、院区安全、财务管理责任等问题。《病人约章》和《优质医疗实践：医生的职责》两份文件明确了医患双方的责任与权利，促使了医患双方都"有章可循"。

第五，借鉴国际医疗管理模式，医院发布了《香港大学深圳医院公开披露操作技巧（试行）》制度，规定员工需要对其过失向病人进行"公开披露"。公开披露要求当医院对患者发生了不良事件或者伤害时，医护人员需要毫无隐瞒、诚实地告知患者事件发生的经过。同时，医院对医护人员进行"投诉和公开披露处理技巧"的培训，让医院员工学习应对投诉和披露的技巧。公开披露的做法，开创国内不良事件管理的先河，提高了医患间的沟通，让患者及其家属深刻认识到香港大学深圳医院是一家值得民众信任的医院。

三、总结与启示

国内现行诊疗模式和管理模式是适应当前中国社会经济条件的模式。我国医疗卫生支出只占全世界约9%，然而医疗卫生的服务对象却是全世界19%的人口，我国的人均医疗服务支出不及美国的1/20。国内的医疗现状是最大限度地降低单次就诊成本的低成本医疗，强调的是疾病的快速诊治和医务人员的低薪酬。

（一）国际诊疗模式

现阶段的公立医院管理模式和诊疗模式，虽然一定程度上适应了中国人口众多的问题，但是也衍生出了医护人员"以药养医"、收红包、收回扣、过度医疗等医疗行业的腐败问题。当医护人员在治疗病人时不是"以患者为中心"，而是以医生自己的利益为中心时，将不能让病人的治疗效果最大化，甚至错过最佳治疗的时间，在社会层面上也形成了"看病难、看病贵"、医患关系恶化的社会问题。

港大深圳医院从自主的管理模式到国际诊疗模式的引入，以及医院医疗文化的塑造，都提供了一个公立医院医疗改革和创新的成功范例。本文第二条介绍了港大深圳医院的具体管理体制、诊疗模式和行医文化。虽然，全国各地的众多公立医院也普遍使用了港大深圳医院的一些成功经验，例如预约诊疗服务、建立病人就医 ID 系统等，但是前述的行业潜规则、"看病难、看病贵"和医患关系恶劣的问题使当前国内公立医院医改之路还非常的任重道远。

（二）"以人为本"的经营理念

港大深圳医院诊疗模式成功的背后是"以人为本"的核心理念。这一核心理念具有两个目的：一是提高个体的生命质量，也就是说不仅要求从医学治疗角度提供最好的服务，同时要求从人文精神角度提供最好的服务；二是提高全社会的总体健康水平，不仅关注疾病的治疗，更关注疾病的预防和整体医学水平的提高。总的来说，国际诊疗模式的精髓在于尊重生命，敬畏生命，致力于提高整个人类的生命质量，这是国际诊疗模式的"道"。国际诊疗模式在实践中追求的摒弃过度医疗、为患者提供最好的服务和为患者提供最佳诊治等，这是国际诊疗模式的"术"。与此相比，具有经营自主权的民营医院，由于以营利为核心，不以提高生命质量的公益性为目的，虽然同样大力引入国际诊疗模式，但却很难照搬其道。这也是为什么国际上很多顶级的医疗机构，如梅奥诊所等，都是非营利性医院的原因。因此，归根到底，以人为本的核心理念正是港大深圳医院国际诊疗模式的精髓（见图10-4）。

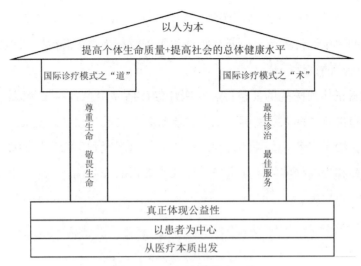

图 10-4　国际诊疗模式之屋

（三）港大深圳医院的经营模式的基本框架

审视港大深圳医院的体制，港大深圳医院借力于深圳市政府的鼎力支持和香港大学管理团队的努力，具备了引入国际诊疗模式的基础条件。港大深圳医院是由深圳市政府独自投资与建设的，医院的所有权归深圳市政府所有，因此在经营上的盈亏也由深圳市政府最终负责，香港大学派出的管理团队在保证医院的公益性的基础上全力提升医院的医疗技术水平和服务质量。这种产权上的设计保证了医院利益和政府利益的高度一致性，医院没有趋利动机，能实现政府期望的公益性。

总结本章第二节内容，港大深圳医院在引入国际诊疗模式的实践中，在三个重要方面上体现了以人为本的核心理念：

（1）以患者为中心，为患者提供最优秀的诊疗服务和人文关怀。医院采用的团队诊疗模式、"先全科，后专科"分诊模式、急诊管理模式等国际诊疗模式，从疾病诊疗上提高了诊疗效率，提高了医疗资源利用的效率。

（2）从医疗本质出发，消除私利对诊疗活动的影响。医院以聘用合同制取代编制的人事管理制度和以高薪养廉、固定薪资的薪酬管理体制管理人力资

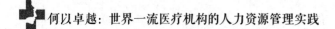
源，诊疗过程中严格遵守循证医学、提供最优秀的诊疗、实行透明的打包收费，良性的医生评价体系，以及对收红包等创收行为"零容忍"措施，使医院进入廉洁诊疗的良性循环。

（3）真正体现医院的公益性。在医疗诊疗活动中患者不仅得以治疗疾病，医院还通过独创"病人关系科"、建立新型医患关系、注重人文关怀、预约制度的完善，给予患者人文关怀，考虑患者的长远康复和生活质量的提高，真正的尊重生命和提高整体的医疗水平，体现了真正的公益性。

参考文献

[1] 陈长英. 美国麻省总医院的管理与启示 [J]. 中国护理管理, 2014, 4: 442-444.

[2] 方秀统, 于方. 美国骨外科住院医师培训制度简介—哈佛医学院 / 麻省总院纪行 [J]. 继续医学教育, 2014, 28 (9): 64-66.

[3] 顾妙娟. 美国麻省总医院护理见闻及其对我国护理工作的启示 [J]. 护理学杂志, 2013, 28 (17): 85-87.

[4] 黄红东, 孙蔚明. 肾病专科医师培训体系的构建—美国哈佛医学院附属麻省总医院专科教育工作启示 [J]. 西北医学教育, 2015, 23 (1): 48-50+59.

[5] 李素云. 美国麻省总医院骨科创新病房工作模式见闻 [J]. 护理学杂志, 2013, 28 (16): 34-35.

[6] 毛晨晖. 美国麻省总医院病理科访学见闻和体会 [J]. 中国卫生人才, 2018, 11: 48-51.

[7] 司传平. 波士顿: 教育和医学的帝国 [J]. 高校医学教学研究 (电子版), 2016, 6 (3): 45-50.

[8] 宋波, 张锐, 刘新静, 许予明. 麻省总医院神经内科医师培训启示 [J]. 中国实用神经疾病杂志, 2018, 21 (18): 2074-2078.

[9] 孙兆林. 哈佛麻省总医院研修的思与行 [J]. 中国卫生质量管理, 2016, 23 (z2): 27-29.

[10] 吴国瑞, 赵宁辉. 美国神经外科住院医师培训制度简介—哈佛医学

院/麻省总院纪行［J］.医学与哲学（B），2013，34（1）：88-89.

　　［11］肖海波.美国麻省总院学习见闻［J］.中国胸心血管外科临床杂志，2015，22（1）：27.

　　［12］杨敦干.不同的国度　共同的理念：麻省总医院学习体会［J］.协和医学杂志，2014，2：238-241.

　　［13］应向华，王剑萍，吴宏，张勘，许铁峰，秦玮，冯华，陈英耀，许苹.美国"研究型医院"：麻省总医院的案例分析［J］.中国卫生资源，2014，2：78-79+118.

　　［14］张余.哈佛大学麻省总医院学习见闻［J］.中国骨科临床与基础研究杂志，2011，3（1）：73-78.

　　［15］资君伟.麻省总医院"互联网＋"布局的启示［J］.中国卫生人才，2015，10：35-40.

　　［16］蔡滨，鞠永和，吴永仁，王静成.公平理论视角下优化公立医院人力资源薪酬激励路径研究［J］.中国医院，2016，20（12）：32-34.

　　［17］戴立萍，郭杏雅，陈梅兰，徐超.以人为本理念在医院人力资源管理中的应用和体会［J］.中华医院管理杂志，2006（01）：36-38.

　　［18］杜娴，杨燕，张青，等.新加坡中央医院人性化护理举措及启示［J］.护理学杂志，2017（03）：96-98.

　　［19］贺俊霖，易利华.基于人才树和双因素理论的医院人力资源激励分析［J］.中国医院管理，2018，38（05）：47-49.

　　［20］洪建娣.基于人本理念的医院文化建设［J］.管理观察，2018（29）：191-192.

　　［21］拉索鲁，斯珀里尔，法鲁吉亚.向世界最好的医院学创新［M］.北京：机械工业出版社，2016.

　　［22］李秀云，王辉.新加坡中央医院护理管理制度与启示［J］.护理研究，2014（35）：66.

　　［23］乔安花，席淑华，潘丽娜.新加坡中央医院优质护理服务实践对我

国护理服务的启示［J］.护理研究，2016（26）：40.

［24］王旭琴.新加坡中央医院护理实践对我国实施优质护理的启示［J］.中国卫生标准管理，2017，8（15）：191-193.

［25］王玉花.新加坡中央医院护理管理见闻［J］.护士进修杂志，2013，28（21）：2015-2016.

［26］维基百科.新加坡中央医院的历史.https：//en.wikipedia.org/wiki/History_of_Singapore_General_Hospital.

［27］谢宇红，许乐.新加坡中央医院的设施及管理特色［J］.实用护理杂志，2003，19（1）：71.

［28］新加坡中央医院官网.https：//www.sgh.com.sg/2019-02-18.

［29］印素萍，李增宁.基于SWOT分析法的公立医院文化建设实践探索［J］.中国医院管理，2018，38（07）：76-77+80.

［30］张宝红.谈工资制度改革与医院薪酬管理［J］.中国医院管理，2011，31（04）：36-37.

［31］钟颖.新加坡中央医院"以人为本"的目视管理介绍［J］.现代养生，2017（24）：240-241.

［32］周春宇，曹建春，赵京枢，等.新加坡中央医院调研学习先进医院管理模式［J］.国际中医中药杂志，2014，36（2）：102-106.

［33］保罗·米勒.医师职业精神的教育与评估—解读美国梅奥医学中心的经验［J］.医院院长论坛-首都医科大学学报（社会科学版），2010（2）：62-63.

［34］戴廉.解密梅奥诊所——一位营销学专家的视角［J］.中国医院院长，2010（16）：74-79.

［35］董屹."工程师"与"艺术家"所缔造的梅奥精神［J］.医院院长论坛-首都医科大学学报（社会科学版），2013（1）：63-63.

［36］高强，肖锦铖.梅奥诊所核心价值观及对我国医院管理实践的启示［J］.锦州医科大学学报（社会科学版），2019（02）：18-21.

［37］何倩.将人力资源管理提上医院管理日程，梅奥医学中心对于人力资源平衡计分卡的使用［J］.中国医院院长，2006（9）：72-76.

［38］侯胜田，刘华云.梅奥诊所品牌管理成功经验及对中国医疗旅游的启示［J］.医院院长论坛－首都医科大学学报（社会科学版），2014（5）：59-63.

［39］李静，刘立煌，别凤赛，等.美国梅奥医学中心章程的特点及启示［J］.中国医院管理，2018，38（4）：78-80.

［40］利奥纳多·贝.向世界最好的医院学管理［M］.北京：机械工业出版社，2009：33-54.

［41］刘宇.谁是谁的依托？美国医生管理模式如此演变［J］.健康管理，2015（2）：23-25.

［42］倪啸尘.梅奥诊所的人力资源管理对我国医疗机构的借鉴意义［J］.管理观察，2015（25）：185-185.

［43］王家铃，David Mc Fadden.梅奥精神之精髓［J］.全科医学临床与教育，2010，8（1）：1-2.

［44］王静，吴伟.梅奥诊所的人力资源管理对中国大中型企业的借鉴意义［J］.企业家天地（理论版），2011（3）：54.

［45］张清霞."梅奥"的启示与优质护理服务［J］.护理研究，2012（10）：926-926.

［46］张晓冬.秉承"服务至上"理念，努力提供优质服务［J］.编辑学报，2011（6）：49-51.

［47］宗惠敏，曹露琼.从梅奥诊所看中国医生的选用与聘任［J］.经济研究导刊，2017（5）：38-39.

［48］程顺达，夏芳.以病人信息为中心的医院信息系统建设［J］.电子世界，2020（02）：182-183.

［49］韩雪.人本理念在医院管理中的实践［J］.中国卫生产业，2019，16（05）：197-198.

［50］胡文爽，郭蕊，宋林子，等．公立医院社会责任信息披露指标体系构建研究［J］．中国医院管理，2018，38（08）：30-33+37.

［51］贾中．医院建筑生态文化理论及设计创意研究［D］．重庆：重庆大学，2010.

［52］姜冬雪，曲巍．论以病人为中心的医院管理伦理原则［J］．名医，2020（01）：282.

［53］雷贞莉．人力资源管理视角下医院人力规划存在问题及对策分析［J］．人才资源开发，2019（22）：20-21.

［54］李胜军，才越．顺天堂大学的新动物实验中心［J］．日本医学介绍，2000（07）：333.

［55］王立港．应用人力资源管理理论指导医院数字化建设的重要意义［J］．中国数字医学，2013，8（01）：87-89.

［56］王励．日本医院的职业化管理［J］．当代医学，2002（12）：31-32.

［57］肖先福，刘援增，崔晓东．新世纪医院管理的探讨［J］．中华医院管理杂志，2001（10）：4-8.

［58］杨炯，徐卫国．现代企业组织变革趋势对医院组织变革的借鉴［J］．中国医院管理，2002（10）：2-3.

［59］叶旭军，李鲁，施卫星，等．日本的大学附属医院概况及其改革［J］．中华医院管理杂志，2002（06）：66-67.

［60］张琰．医院员工培训体系有效性的相关思考［J］．中外企业家，2017（35）：185-186.

［61］S. Ozawa, M. Kawashima, T. Furuya, Y. Tsutsumi, A. Isobe, T. Fujita, C. Kurokawa, S. Sugimoto, C. Toramatsu, K. Itoh, K. Karasawa. QA STRATEGY FOR ELEKTA VMAT AT JUNTENDO UNIVERSITY HOSPITAL［J］．Radiotherapy and Oncology, 2009, 92.

［62］程世平．石应康和郑尚维团队成功掌舵的故事—读《解密华西》有

感［J］.教育（文摘版）：00376.

　　［63］戴燕，李继平，刘素珍，等.华西医院日间手术服务模式的构建［J］.四川医学，2013，34（7）：1124-1126.

　　［64］丹萌.从长庚到华西，医院人力资源管理没有万能模式？［EB/OL］.http：//www.sohu.com/a/133370857_377326.

　　［65］桂克全.解密华西［M］.北京：光明日报出版社，2014.

　　［66］李静.医院人力资源柔性管理对策［J］.现代商业，2009（3）：84.

　　［67］李静.以医院文化为导向的人力资源管理［J］.现代商业，2009（6）：127.

　　［68］林琦远，赵铁志，陈玲.医院流程化进阶管理模式下的人力资源管理［J］.中国卫生事业管理，2006，22（2）：93-94.

　　［69］刘元杰.四川大学华西第二医院绩效管理研究［D］.成都：电子科技大学，2009.

　　［70］四川大学华西医院官网.http：//www.wchscu.cn/public/index.html.

　　［71］万智，何庆.四川大学华西医院急诊住院医师规范化培训［J］.中华急诊医学杂志，2006（2）：183-185.

　　［72］王翔.《解密华西》.一家"全能型"医院二十年间的发展历程［J］.医院院长论坛－首都医科大学学报（社会科学版），2014，11（3）：64.

　　［73］相海泉.华西医院如何留住顶级人才［EB/OL］.https：//med.sina.com/article_detail_102_1_390.html.

　　［74］杨翠，李建.建立个人－岗位动态匹配模型，优化医院人力资源配置［J］.现代预防医学，2005，32（7）.

　　［75］杨天桂，曾智，程永忠.华西医院管理模式探讨［J］.中国卫生质量管理，2008，15（1）：13-17.

　　［76］医谷.华西医院的薪酬体系［EB/OL］.http：//www.sohu.com/a/308325575_120047343.

［77］医学界．医护技行政各有一套绩效分配制度，华西医院是怎么做的？［EB/OL］．http：//dy.163.com/v2/article/detail/ENPCRVHM0514AD1K.html.

［78］崔志鸿，Ashok Agarwal.从学生需求出发开展暑期实践项目—克利夫兰医学中心暑期实习生项目的经验［J］．重庆医学，2015，44（15）：2146-2148.

［79］方雅璇．美国克利夫兰诊所护理实习的体会［J］．护理研究，2016，30（16）：2046-2049.

［80］克利夫兰诊所官网．https：//my.clevelandclinic.org/.

［81］钱永军．美国克利夫兰诊所学习见闻［J］．中国胸心血管外科临床杂志，2015，22（04）：331.

［82］沈莺，崔屹，李洁菁．赴美国克利夫兰医学中心手术室学习见闻[J]．护理研究，2017，31（25）：3212-3214.

［83］沈莺，崔屹，李洁菁．美国克利夫兰医学中心日间手术病人护理学习见闻［J］．护理研究，2017，31（22）：2814-2816.

［84］托比·科斯格罗夫．向世界最好的医院学经营：克利夫兰诊所的经营之道［M］．北京：机械工业出版社，2015.

［85］叶舟，来勇臣，朱敏，蒋元文．国际远程医疗的创新实践［J］．中国数字医学，2018，13（07）：40-42.

［86］张文燕．成就最佳医院［J］．中国医院院长，2013（01）：63-67.

［87］张文燕．克利夫兰诊所：拯救美国医疗［J］．中国医院院长，2010（05）：81-83.

［88］张文燕．克利夫兰指路［J］．中国医院院长，2014（04）：92.

［89］张文燕．向克利夫兰学管理［J］．中国医院院长，2013（17）：92.

［90］张赞宁．中美医疗的差距在哪儿［J］．健康管理，2014（3）：45-48.

［91］Neil Versel，田晓．从完善患者沟通效果到提高员工满意度　以克

利夫兰医疗中心为代表的医疗健康组织通过使用数据来提高效率［J］.建筑知识，2017，37（01）：38-39.

［92］Steven Kaw Czak，Philip Lammers，Anne Grothe.通过机构间的合作教育改善诊疗水平［J］.中国继续医学教育，2012，4（02）：19-20.

［93］北京协和医院官方网站.https：//www.pumch.cn/index.html.

［94］陈恔，黄辉，刘玉霞，等.PDCA循环在医院中青年科研人才梯队建设中运用的实践与思考［J］.中国卫生产业，2019，16（07）：110-113.

［95］崔金梅.从北京协和医院病案管理看中国病案教育［J］.中国病案，2009，10（01）：46-47.

［96］段文利，陈虹，陈明雁，等.北京协和医院改善医疗服务路径的实践［J］.中国医院，2016，20（01）：7-9.

［97］葛海涛.北京协和医学院早期学制的起源［J］.中国科技史杂志，2019，40（03）：322-333+250.

［98］郭晶.复旦大学医院管理研究所公布"2017年度中国医院排行榜"北京协和医院连续九年蝉联榜首［J］.协和医学杂志，2019，10（01）：67.

［99］焦洋，杨萍，曾学军，等.北京协和医学院培养医学生临床职业素养及自主学习能力的探索［J］.医学教育管理，2019，5（05）：393-397.

［100］刘爽，杨怿，伍洁，等.北京协和医学院八年制临床医学专业学生科研经历及认知现状调查［J］.基础医学与临床，2018，38（10）：1505-1508.

［101］罗欣，刘硕，杨敦干，等.北京协和医院青年工作的创新与实践［J］.中国医院，2015，19（07）：58-60.

［102］马家润，刘爱民.协和病案与病案管理［J］.协和医学杂志，2010，1（01）：29-33.

［103］讴歌.协和医事［M］.北京：生活·读书·新知三联书店，2007，10-105.

［104］搜狐网.https：//www.sohu.com/a/271399941_216041.

［105］徐琨，段文利.北京协和医院以优秀文化引领现代医院建设的实践探索［J］.中国医院，2019，23（07）：1-3.

［106］徐强.从北京协和医院医师培养体系感悟青年医生的责任［J］.中国实用外科杂志，2019，39（10）：1114-1115.

［107］杨敦干，董琳，史真真，罗欣，段文利.北京协和医院文化建设的理念和实践［J］.中国医院管理，2014，34（06）：49-50.

［108］张抒扬，潘慧，薛华丹，等.北京协和医院住院医师规范化培训实践与思考［J］.中华医院管理杂志，2015，31（12）：914-916.

［109］蔡诗凝，刘薇群，龙连园，葛津津.护士长服务型领导行为与护士职业倦怠的相关性研究［J］.中国护理管理，2013，13（12）：10-13.

［110］江灼巧，农圣.人本管理在医院人力资源管理中的运用［J］.中国医院管理，2016，36（12）：46-47.

［111］刘笑琪，刘丽华.医院引进高端创新人才的实践经验与分析［J］.中国医药导报，2016，13（31）：140-143.

［112］马克·格雷班.精益医院：世界最佳医院管理实践（原书第3版）［M］.北京：机械工业出版社.2018.

［113］秦丽平，吴夷，黄丹，等.国内外移动医疗的现状分析［J］.现代仪器与医疗，2017，23（01）：19-21.

［114］王思琛，罗志民，胡丽荃，等.浅谈领导授权在护理管理工作中的应用［J］.护理实践与研究，2007（12）：49-50.

［115］熊昌娥，陈晓，向丽芳，等.基于扎根理论的国内外医院价值观差异研究［J］.中国医院管理，2017，37（11）：91-93.

［116］杨梅，董晓红，李丹，等.CICARE沟通模式对住院患者满意度的影响［J］.当代护士（下旬刊），2018，25（12）：173-175.

［117］阴杰.纳谏何尝不是领导力［J］.人力资源，2015（01）：84-85.

［118］约瑟夫·米歇利.管理的完美处方：向世界顶级医疗机构学习领导力［M］.北京：中国人民大学出版社.2017.

［119］张玲.三级甲等医院有效领导力的形成策略研究［J］.中国妇幼健康研究，2017，28（S1）：654-655.

［120］赵国祥，宋卫芳.领导－成员交换关系差异、公平感与群体凝聚力的关系［J］.心理科学，2010，33（06）：1485-1487.

［121］赵红丹，彭正龙.服务型领导与团队绩效：基于社会交换视角的解释［J］.系统工程理论与实践，2013，33（10）：2524-2532.

［122］朱永跃，欧阳晨慧.领导授权与员工创造力：建言行为和权力距离的影响［J］.工业工程与管理，2019，24（02）：116-122.

［123］朱玥，王永跃.服务型领导对员工工作结果的影响：亲社会动机的中介效应和互动公平的调节效应［J］.心理科学，2014，37（04）：968-972.

［124］UCLA Health 官方网站.https：//www.uclahealth.org.

［125］长庚纪念医院官方网站.http：//www.chang-gung.com.

［126］顾昕.公立医院难去行政化［J］.中国医院院长，2014（Z1）：86-87.

［127］海峡两岸医院经营与管理对比研究课题组.管理型幕僚与医院精细化管理—以长庚医院为例［C］.清华大学经济管理学院、清华大学医学院，2011.

［128］清华大学经济管理学院医疗管理研究中心，清华大学公共健康研究中心，清华医疗管理国际学术会议论文集［M］.北京：清华大学出版社，2011.

［129］黄德海，王冬.历史演变与理论探索：医院管理中的幕僚角色及其职能［J］.南京社会科学，2012（12）：26-31.

［130］黄德海.王永庆如何企业化管理医院？［J］.中外管理，2008（09）：80-82.

［131］黄玲萍，杨中浩，吴丹枫.台湾长庚医院集团化运作和企业式管理的思考［J］.中国总会计师，2016（05）：110-111.

［132］黄淇敏．医院管理的企业化运作分析［J］．上海预防医学杂志，2003（06）：257-259.

［133］李维进．台湾医院经营管理的重点与借鉴系列之一——台湾医院的成本控制手段［J］．中国医院，2008（02）：70-72.

［134］龙笑．大医院小医生的思索：赴台湾长庚医院学习体会［J］．协和医学杂志，2011，2（02）：190-193.

［135］鲁敏．基于医师费制度的民营医院医生绩效考评优化方案研究［D］．南宁：广西师范大学，2015.

［136］戚俊军．推行医院精细化管理的实践与体会［J］．现代医院管理，2010，8（04）：33-35.

［137］瞿星，苏维，吴皓，等．以工作量为基础的医院绩效奖金计算及分配制度初探［J］．现代预防医学，2008（03）：500-501+503.

［138］台湾长庚医院的绩效管理，程文俊 PPT https://wenku.baidu.com/view/9a018b7a777f5acfa1c7aa00b52acfc789eb9f1d.html.

［139］台湾长庚医院经营管理，朱海斌 PPT https://wenku.baidu.com/view/1998ffc2ec3a87c24028c4d8.html?sxts=1542176866339.

［140］王冬，黄德海．非营利性医院的企业式经营：向长庚医院学管理［M］．北京：化学工业出版社，2014.

［141］王冬，黄德海．追根究柢，止于至善：长庚模式全解析［J］．中国医院院长，2016（16）：68-81.

［142］应争先．医院精细化管理的实践［J］．中国医院，2011，15（01）：53-55.

［143］张文力，李乃复，敦凤霞．医院奖金分配模式和分配方法的研究与实践［J］．中国卫生经济，2004（07）：73-74.

［144］张兴，解朋，王玉蓉，等．企业医院专科经营助理的制度与实践［J］．管理观察，2016（19）：114-115+118.

［145］赵莉丽，李道苹．利用精细化管理方法减少医疗纠纷［J］．医学

与社会，2006（04）：35-37.

［146］朱舒婷，任晋生，申俊龙，等.医院全成本核算奖金制度和工作量奖金制度的比较研究［J］.中国医院管理，2012，32（12）：33-35.

［147］储晓红，唐根富.医院人力资源管理与人事制度改革［J］.中国卫生事业管理，2003（09）：574-575.

［148］高居忠，杜洪涛.公立医院与合资合作医院竞争比较分析［J］.中华医院管理杂志，2002（02）：8-10.

［149］金玉芝.医院文化建设的实践与探索［J］.中华医院管理杂志，2006（09）：602-604.

［150］林嘉滨，汪耀，林钧才.试论医院薪酬与人力资源管理［J］.中华医院管理杂志，2003（07）：18-21.

［151］刘杉，关兵.医院绩效管理与运营成本控制研究［J］.中国医院管理，2014，34（01）：74-75.

［152］陆建明，康小明.试论医院文化建设的理念和实践［J］.中国医院管理，2007（03）：50-51.

［153］邱国松.浅谈医院人文精神的培养与实践［J］.中华医院管理杂志，2004（11）：47-48.

［154］芮苏敏.卓越的医院管理［M］.北京：中国标准出版社，2006.

［155］王琴芳，张红霞.浅谈我国公立医疗机构薪酬制度［J］.中国卫生经济，2002（09）：46-47.

［156］香港大学深圳医院.从薄扶林到红树林，香港大学深圳医院五周年纪念特刊［EB/OL］.https：//www.hku-szh.org/.

［157］香港大学深圳医院.深港携手，呵护健康，香港大学深圳医院简介［EB/OL］.https：//www.hku-szh.org/.

［158］香港大学深圳医院.四周年专题，我们的医院.https：//www.hku-szh.org/.

［159］香港大学深圳医院.香港大学深圳医院三周年年报.https：//www.

hku–szh.org/.

［160］香港大学深圳医院官网．https：//www.hku-szh.org/.

［161］肖先福，刘援增，崔晓东．新世纪医院管理的探讨［J］.中华医院管理杂志，2001（10）：4-8.

［162］许崇伟．超越竞争：医院经营管理案例启示［M］.广州：广东人民出版社，2016.

［163］易利华．创卓越医院［M］.北京：中国协和医科大学出版社，2014.

［164］余立娟．构建"以人为本"的医院人力资源管理机制［J］.中国卫生资源，2009，12（01）：38-39.

［165］詹姆斯·钱皮．再造医疗：向最好的医院学管理［M］.北京：机械工业出版社，2009.

［166］郑莉．人才引进在医院人力资源管理中的激励效应［J］.上海中医药杂志，2006（09）：58-59.

［167］朱士俊，李泽平．医院文化与人本管理的理论及实践［J］.中华医院管理杂志，2003（12）：4-7.

［168］朱士俊，刘翔．医院品牌建设理论与实践［J］.中华医院管理杂志，2006（01）：11-13.